CLINIQUE CHIRURGICALE
DE L'HOPITAL LARIBOISIÈRE

DE

L'HYPERTROPHIE DES AMYGDALES

ET DE

L'AMYGDALOTOMIE SIMULTANÉE.

Principaux travaux du docteur Chassaignac.

ÉTUDES D'ANATOMIE ET DE PATHOLOGIE CHIRURGICALE, thèses
présentées aux concours de la Faculté de médecine de Paris. *Paris,* 1851,
2 forts volumes in-8.   14 fr.

Tome Ier. De la circulation veineuse, 1836. — Le cœur, les artères et les
veines, 1836. — Les membranes muqueuses, 1846.

Tome II. Les appareils orthopédiques, 1841. — Les plaies de tête, 1842.—
Les tumeurs du crâne, 1848. — Les fractures compliquées, 1850. — Les tumeurs enkystées de l'abdomen, 1851.

DES TUMEURS ENKYSTÉES DE L'ABDOMEN. *Paris,* 1851, in-8.   2 fr.

DE LA SOLIDITÉ DES OS, de leur mode de résistance aux violences exté-
rieures. *Paris,* 1847, in-8.   1 fr.

RECHERCHES CLINIQUES SUR LE CHLOROFORME. *Paris,* 1853, in-8.
1 fr. 25

Paris. — Imprimerie de L. MARTINET, rue Mignon, 2.

CLINIQUE CHIRURGICALE
DE L'HOPITAL LARIBOISIÈRE

LEÇONS

SUR

L'HYPERTROPHIE DES AMYGDALES

ET SUR UNE

NOUVELLE MÉTHODE OPÉRATOIRE POUR LEUR ABLATION

PAR

M. E. CHASSAIGNAC

Agrégé libre à la Faculté de médecine de Paris,
chirurgien de l'hôpital Lariboisière.

Avec 8 figures intercalées dans le texte.

A PARIS,

CHEZ J.-B. BAILLIÈRE,

LIBRAIRE DE L'ACADÉMIE IMPÉRIALE DE MÉDECINE,

RUE HAUTEFEUILLE, 19.

A LONDRES, CHEZ H. BAILLIÈRE, 219, REGENT-STREET.

A NEW-YORK, CHEZ H. BAILLIÈRE, 290, BROADWAY.

A MADRID, CHEZ C. BAILLY-BAILLIÈRE, CALLE DEL PRINCIPE, 11.

1854.

DE

L'HYPERTROPHIE DES AMYGDALES

ET DE

L'AMYGDALOTOMIE SIMULTANÉE.

INTRODUCTION.

Dans la séance du 24 juillet 1850 de la Société de chirurgie, je fis à mes honorables collègues la communication suivante :

« Malgré la difficulté qu'on éprouve généralement à décider » les enfants à se soumettre à l'opération pour l'ablation des » amygdales, je ne crois pas être démenti par mon collègue » M. Guersant, en disant qu'un certain nombre de petits ma- » lades se présentent à l'opérateur d'assez bonne grâce ; mais » souvent, après l'ablation d'une des amygdales, la douleur » que cause cette première opération ôte à l'enfant tout son » courage, et lui fait opposer une vive résistance lorsqu'il » s'agit de procéder à l'ablation de l'amygdale restante.

» A cette première difficulté s'en ajoute une autre : c'est la » sortie du sang, qui souvent masque le jeu des instruments » dans la seconde opération et cause des lenteurs fâcheuses. » Depuis longtemps le désir d'éviter cet inconvénient m'avait » porté à rechercher les moyens de ne mettre aucun inter- » valle entre les deux opérations, de les faire en quelque » sorte simultanément, et autant que possible à sec, du » moins sans que l'écoulement sanguin dû à la première opé- » ration vînt gêner la seconde.

» Je pensais qu'en employant deux amygdalotomes de » Fahnestock on pourrait arriver au but. Je me demandais » seulement si le placement des deux instruments à la fois

» serait praticable. Ce matin même j'ai eu l'occasion d'être
» parfaitement édifié là-dessus, et de voir que les résultats
» allaient au delà de ce que j'avais pensé. Un enfant de quatre
» ans que m'avait adressé un digne confrère, M. Mazet, ayant
» été assis sur les genoux d'un aide, j'ai placé successivement
» deux amygdalotomes, un de chaque côté, et quand les deux
» amygdales ont été traversées par la petite fourche, je les ai
» abattues presque instantanément. »

Tout lecteur attentif comprendra, par le simple exposé
qui précède, qu'il ne s'agissait point d'un mode opératoire
inspiré par le désir bien puéril de faire un tour de force chi-
rurgical, et de rendre plus prompte et plus brillante une
opération qui, par elle-même, est assez simple. Un but plus
sérieux se poursuivait ici; il fallait trouver une combinaison
au moyen de laquelle on évitât tous les inconvénients dus à
l'intervalle qu'on est forcé de mettre, dans l'exécution des
procédés opératoires connus jusque-là, entre l'ablation de la
première amygdale et celle de la seconde.

J'avais été témoin nombre de fois, soit dans des opérations
faites par moi, soit dans des opérations faites par d'autres
chirurgiens, de ces inconvénients, que je résume ainsi :

1° La section de la première amygdale est ordinairement
accompagnée de l'issue instantanée d'une certaine quantité
de sang; le malade est pris aussitôt d'efforts de toux ou de
vomissements qui lui rendent presque impossible à conserver l'attitude dans laquelle il doit se tenir pour la seconde
opération.

2° Alors même que par la force de sa volonté il peut conserver l'attitude convenable, il lui est impossible de se sous-
traire à des mouvements de déglutition qui nuisent beaucoup
au libre jeu des instruments.

3° Le sang qui remplit le fond de la gorge masque tellement les parties, que souvent la seconde ablation se fait mal,
si même elle n'échoue pas complétement.

4° (Et cela s'observe surtout chez les enfants, mais quelquefois aussi chez les adultes), la douleur causée par la pre-

mière opération, la vue du sang qui s'écoule, produisent un tel effroi chez le patient, qu'il se refuse formellement et de toutes ses forces à subir la seconde opération.

Depuis ma communication à la Société de Chirurgie, j'ai eu recours au procédé de l'ablation simultanée dans tous les cas où j'ai eu à pratiquer l'amygdalotomie, dans tous ceux, du moins, où les deux amygdales devaient être enlevées. Le nombre de ces cas, depuis le 24 juillet 1850, s'élève au chiffre de 102. Comme il s'agissait d'apprécier par des études suivies la valeur du procédé opératoire que j'avais proposé, j'ai dû recueillir avec exactitude toutes les observations des sujets qui avaient été soumis à l'ablation simultanée. Il est résulté de là que, tout en ayant pour but, dans le principe, l'étude exclusive d'une question purement opératoire, j'ai été conduit à une série de remarques qui se rattachent à l'histoire des affections de l'amygdale, de celles, du moins, dans lesquelles il y a accroissement de volume de cette glande. Tels sont, par exemple, l'hypertrophie, l'inflammation chronique, l'amygdalite aiguë, les abcès, etc.

Le travail que je vais soumettre à mes confrères aura donc deux parties, l'une pathologique proprement dite, l'autre spécialement opératoire.

L'idée qui a servi de point de départ, ou, si l'on veut, d'occasion à ce travail, pouvant se résumer par une figure accompagnée de courtes explications, il nous paraît utile de faire connaître tout d'abord le dessin qui représente l'un des temps principaux de l'ablation simultanée.

L'opérateur, assis sur une chaise, pendant que le malade est à genoux devant lui, engage l'amygdale droite dans l'anneau d'un premier amygdalotome et y implante la petite fourche. Pendant qu'il tient encore de la main gauche le premier amygdalotome, il engage l'amygdale gauche dans l'anneau du second amygdalotome, et fait également pénétrer la petite fourche dans le tissu de la glande. Jusque-là il ne s'écoule point de sang dans le fond de la gorge, et il y a un temps d'arrêt pendant lequel on s'assure du placement exact des deux instruments. Mais aussitôt que ce point a été vérifié, on met en jeu

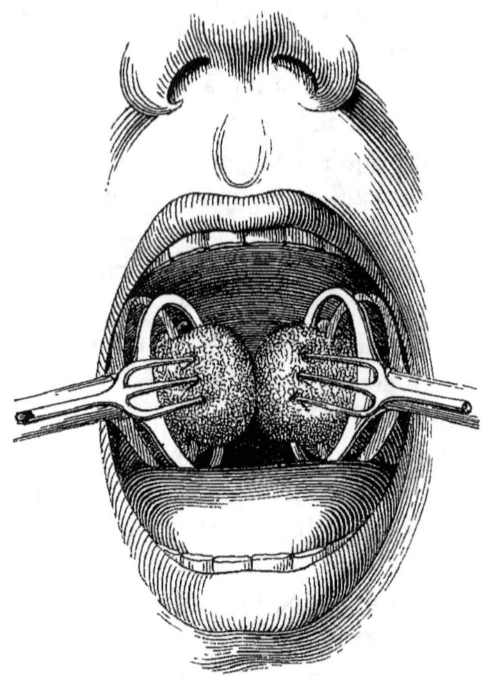

Action simultanée des deux amygdalotomes.

l'anneau tranchant, d'abord à gauche, puis à droite, ce qui s'exécute avec toute la rapidité désirable.

———

ANATOMIE CHIRURGICALE.

Notre intention n'est pas de faire un exposé complet de l'anatomie chirurgicale de l'amygdale; mais nous croyons utile d'appeler un instant l'attention du lecteur sur quelques circonstances anatomiques ayant trait à l'opération.

Eu égard à la position des amygdales, nous ferons remarquer que ces glandes, tout en occupant l'espace compris entre les piliers du voile du palais, espace que nous appellerons la *fosse amygdalienne*, peuvent s'y trouver à des degrés de hauteur très variables. La plupart du temps, l'amygdale siége dans la partie la plus élevée de l'espèce d'ogive formée par les deux piliers. Mais chez un certain nombre de sujets, et dans certaines formes de l'hypertrophie, l'amygdale occupe une position plus déclive. Elle forme une espèce de pointe ou de mamelon qui redescend sur les parois latérales du pharynx ; de telle sorte que, quand on veut atteindre cette saillie, soit pour l'explorer avec le doigt, soit pour l'engager dans l'anneau de l'amygdalotome, on est obligé de pénétrer de haut en bas assez profondément sur la paroi latérale du pharynx.

Il résulte encore de cette différence de hauteur que telles amygdales qui ne s'aperçoivent pas au premier abord, lorsqu'on se contente de faire ouvrir la bouche sans déprimer suffisamment la base de la langue, deviennent très apparentes pour peu que le malade fasse un effort de vomiturition, mouvement dans lequel l'amygdale est refoulée en haut comme si elle allait être expulsée.

Amygdales sessiles. Amygdales pédiculées. — Le plus habituellement les amygdales sont ce que l'on peut appeler sessiles, c'est-à-dire qu'elles sont largement adossées et retenues contre le fond de la fosse amygdalienne ; mais chez quelques sujets elles ne tiennent aux parois du pharynx que par des adhérences lâches. Elles s'énucléent, dans ce cas, de la fosse amygdalienne avec une si grande facilité, qu'elles sont réellement comme pédiculées, à la manière d'un polype ; de là l'idée qui se présente tout naturellement d'appliquer une ligature sur ce pédicule. Il est certain que quand cette disposition anatomique existe, on pourrait combiner un mode opératoire dans lequel une ligature, portée par un serre-nœud et jetée autour du pédicule de l'amygdale pour y être serrée, permettrait d'obtenir la séparation de l'organe au moyen d'un seul coup de ciseaux (voyez *Procédé de M. Soupart*). Je n'ai point eu jusqu'ici l'occasion d'appliquer ce procédé opératoire ; mais je crois me rendre bien compte de sa possibilité d'application et de son mécanisme.

Quand les amygdales sont tombantes, elles ont pour effet : 1° de déterminer par leur position déclive une gêne plus considérable que ne le ferait soupçonner le volume de ces glandes ; 2° de tromper le chirurgien à l'observation duquel elles échappent ; 3° de rendre difficile l'emboîtement dans les anneaux.

Dans le cas où l'on aurait des motifs spéciaux de se tenir en garde contre toute chance d'hémorrhagie, on pourrait, au moyen de la ligature métallique articulée qui divise par écrasement linéaire le pédicule des tumeurs, obtenir à sec la séparation de la glande, car tel est presque partout le mode d'action propre à la méthode de l'écrasement linéaire.

L'amygdale présente des différences non moins marquées au point de vue du degré de profondeur auquel elle se trouve placée dans la fosse amygdalienne. On sait que, tant que l'amygdale n'a point dépassé son volume naturel, elle reste renfermée dans la petite loge qui lui est ménagée entre les deux piliers du voile du palais ; mais quand elle acquiert des dimensions exagérées, elle franchit l'espèce de goulot que tendent à former les piliers antérieur et postérieur. Il se produit alors comme une sorte d'étranglement, ou, du moins, de constriction due à l'action des muscles faisant piliers, muscles qui agissent alors comme sur un véritable pédicule. Cette circonstance expliquerait la ténacité des engorgements de l'amygdale, une fois qu'elle s'est, en quelque sorte, énucléée de sa retraite naturelle.

Parmi les substances médicamenteuses employées dans le but de réduire le volume de l'amygdale, il s'en trouve peut-être qui ont en même temps pour effet d'accroître la constriction déjà exercée par les piliers. Toujours est-il que les résultats obtenus dans les amygdalites, par l'emploi des astringents, n'ont pas des effets constants. Si quelquefois ils paraissent améliorer l'état de la gorge, d'autres fois ils semblent l'aggraver. Ne serait-ce point dans la circonstance anatomique ci-dessus mentionnée que l'on pourrait trouver, et l'explication de ces différences dans l'action d'une même classe de moyens, et des règles plus sûres et plus précises dans leur emploi? Ne pourrait-on pas dire, par exemple, que les astringents, tout à fait favorables tant que l'amygdale ne s'est pas déchatonnée, perdent leur opportunité dès qu'elle a débordé le niveau des piliers? (Voyez *Des membranes muqueuses*, Paris, 1846, p. 117.) L'action des mêmes muscles, comme faisant obstacle à la sortie des concrétions amygdaliennes, aurait aussi besoin d'être étudiée.

Eu égard aux rapports de l'amygdale avec les piliers du voile du palais, nous ferons remarquer que, surtout quand cette glande est peu volumineuse, les piliers peuvent, en se contractant, enserrer l'amygdale et la défendre contre les atteintes auxquelles elle serait exposée par l'intérieur de la gorge. Cette disposition explique comment il se fait que certaines amygdales qu'on trouve volumineuses au toucher se dérobent, en quelque sorte, au moment où l'on veut les engager dans l'anneau de l'amygdalotome. Si, au contraire, l'amygdale échappe à cet enserrement des piliers, plus ceux-ci se contractent, plus ils tendent à expulser l'amygdale de la loge où elle est contenue. C'est probablement à la circonstance de l'inclusion par les piliers qu'est due l'opinion que les amygdales pouvaient être enchatonnées.

Il ne sera pas sans utilité de rappeler qu'en avant l'amygdale répond au pilier antérieur du voile du palais, et, par conséquent, au muscle glosso-staphylin, en arrière au pilier postérieur, c'est-à-dire au muscle pharyngo-staphylin. Elle déborde en dedans le pilier antérieur, mais elle est débordée par le pilier postérieur, excepté dans le cas de maladie.

Un rapport très important de l'amygdale est celui qu'elle affecte avec la carotide interne; mais ce rapport est très éloigné, excepté chez les vieillards, où cette artère décrit souvent une courbe très prononcée, à convexité interne, courbe qui confine à l'amygdale.

Demi-capsule fibreuse de l'amygdale. — Lorsque sur une amygdale bien développée et complétement énucléée de la loge amygdalienne on examine, par opposition à la surface libre ou muqueuse, la surface adhérente ou profonde de la glande, on voit qu'elle est tapissée par une membrane fibreuse, résistante, fortement constituée, et formant à l'amygdale une demi-capsule ovalaire, de telle sorte que, si l'on introduit un stylet par les orifices naturels de la glande, la pointe de l'instrument vient heurter contre la concavité de la demi-capsule, laquelle résiste avec beaucoup de force, et ne peut être perforée que difficilement. Cette demi-capsule, qui n'a encore été décrite, que nous sachions, par aucun anatomiste, sert donc à la fois de support et de réceptacle à la glande, et elle est indépendante de toutes les aponévroses circonvoisines. Elle est très nettement circonscrite, et bien délimitée par sa face profonde qui est adossée au tissu cellulaire qui tapisse le fond de la fosse amygdalienne.

M. Velpeau a fait remarquer que les amygdales plongeaient par leur moitié externe dans un tissu cellulaire lâche, qui, se continuant avec le tissu cellulaire du cou, permet de concevoir comment les phlegmons intenses de ces glandes peuvent, lorsqu'ils siégent profondément, s'étendre dans la région sus-hyoïdienne ou même jusqu'à la clavicule, et y produire d'assez vastes abcès, comme le savant professeur que nous venons de citer en a observé trois exemples.

Tels sont, à l'état normal, les rapports des amygdales avec les organes voisins; mais lorsque ces glandes ont acquis un volume considérable par l'effet d'une inflammation, soit aiguë, soit chronique, la partie de l'amygdale qui déborde les piliers du voile du palais peut faire dans l'arrière-bouche une saillie plus ou moins forte, obstruer l'isthme du gosier, par suite, soit de son développement isolé, soit de sa rencontre avec l'amygdale du côté opposé, développée aussi anormalement; repousser la luette latéralement dans le premier cas, toujours en avant dans le deuxième; rétrécir l'orifice postérieur des fosses nasales; obturer, selon quelques auteurs, l'ouverture pharyngienne de la trompe d'Eustachi, et, enfin, diminuer d'une manière plus ou moins notable les dimensions de l'orifice supérieur du larynx.

Mouvement rotatoire ou spiroïde de l'amygdale.

Nous terminerons ce que nous avions à dire de l'anatomie

chirurgicale des tonsilles en signalant une circonstance qui nous paraît avoir échappé complétement à l'attention des observateurs, circonstance très importante par les déductions pratiques que nous aurons à en tirer plus tard. Nous voulons parler d'un mouvement particulier des amygdales, en vertu duquel ces glandes peuvent présenter de face à l'observateur la partie qu'il avait d'abord aperçue de profil. Expliquons avant tout comment nous sommes arrivé à en constater l'existence. Chez un des malades que nous avons opérés, il existait, par suite d'une affection syphilitique, des ulcérations à la surface de chaque amygdale. Or, lorsque ce malade ouvrait simplement la bouche, et pendant qu'on abaissait modérément la base de la langue, on voyait bien par le côté et comme de profil les points ulcérés sur chaque amygdale ; mais venait-on à comprimer un peu trop avant sur la base de la langue, et à déterminer un mouvement de vomiturition, à l'instant même les ulcérations qu'on avait aperçues de profil se présentaient de face et directement en avant pour reprendre leur position, aussitôt l'effort de vomiturition passé.

Ce mouvement par lequel l'amygdale révolue sur son axe vertical est très curieux. Il donne lieu à des illusions souvent fâcheuses sur le volume réel de la glande. Par lui, en effet, l'amygdale peut se présenter sous des aspects très différents : vue, par exemple, dans sa position normale, au moment où le malade ouvre la bouche, elle peut paraître large et volumineuse ; vient-on à déprimer la base de la langue, elle peut s'effacer complétement. Des amygdales qu'on pourrait croire, au premier abord, très faciles à engager dans les anneaux du tonsillitome, échappent ainsi quelquefois à l'instrument, malgré tous les efforts de l'opérateur, et cela par suite du mouvement de rotation ou de spirale qui a déterminé leur efface· ment complet. Un moyen sûr de déterminer ce mouvement rotatoire consiste à provoquer des efforts de vomissement pendant qu'on maintient la bouche largement ouverte.

Les amygdales peuvent présenter des configurations très diverses. Outre les formes sessile et pédiculée que nous avons déjà notées, il faut mentionner la forme en grappe et la forme bilobée.

———

ÉTIOLOGIE.

Les limites extrêmes dans lesquelles a oscillé l'âge des sujets que nous avons opérés pour un développement anormal des amygdales ont été 3 ans et 49 ans. Si maintenant nous cherchons comment se sont répartis nos 102 malades entre ces deux termes extrêmes, voici à quels résultats nous conduisent nos relevés statistiques. Nous avons compté :

```
De   3 ans à 10 ans.  . . . . . . .   21 sujets.
    10 ans à 20 ans.  . . . . . . .   41
    20 ans à 30 ans.  . . . . . . .   33
    30 ans à 40 ans.  . . . . . . .    6
    40 ans à 49 ans.  . . . . . . .    1
                      Total. . . . . . .  102
```

Ce tableau nous apprend déjà que l'âge qui prédispose le plus à l'hypertrophie des amygdales est celui de 10 à 20 ans; vient ensuite la période de 20 à 30, puis celle de 3 à 10, puis celle de 30 à 40 ; et enfin ce n'est, pour ainsi dire, que par exception que cette maladie se rencontre dans la période de 40 à 50, puisque nous n'avons noté qu'un seul malade pour elle. En somme, on peut dire que c'est de 10 ans environ à 20 ans qu'on est le plus exposé à contracter l'affection qui nous occupe.

L'influence du sexe paraîtrait assez marquée. Sur 102 sujets, 61 appartenaient au sexe masculin, 41 au sexe féminin. Ce résultat est susceptible d'étonner au premier abord, car on eût été porter à penser qu'en vertu de la prédominance plus grande du tempérament lymphatique chez les filles que chez les garçons, celles-ci auraient dû être plus disposées à contracter l'hypertrophie amygdalienne.

En interrogeant les souvenirs des malades, on apprenait qu'avant d'acquérir leur volume actuel les amygdales avaient passé par une série d'inflammations successives. C'était surtout pendant l'hiver, ainsi que l'établissent les commémoratifs, que se déclaraient ces amygdalites aiguës. Une seule angine tonsillaire suffisait quelquefois pour donner au volume des amygdales des proportions qui nécessitaient l'opération.

Dans quelques cas, en petit nombre, l'affection syphilitique n'a pas paru étrangère au développement anormal des tonsilles. Chez plusieurs malades il existait des ulcérations de nature incontestablement syphilitique à la surface libre de ces glandes, en même temps, d'ailleurs, qu'il existait des syphilides non douteuses, des plaques muqueuses à la vulve, etc.

Nous ne pourrions pas déterminer quelle influence peut exercer sur le développement hypertrophique des amygdales l'apparition, à une époque antérieure, d'un polype des fosses nasales; mais nous avons noté la coexistence des deux maladies dans un cas qui nous a fourni des indications très importantes en ce qui concerne le traitement. Chez quelques sujets on a observé, comme accompagnant l'hypertrophie, des ulcérations aphtheuses également distinctes, et de l'ulcère syphilitique des amygdales, et de ces concrétions blanchâtres caséiformes qui viennent apparaître à l'extrémité des canalicules que présentent ces glandes.

Il est à remarquer que dans un certain nombre de cas les inflammations passagères survenues dans des amygdales hypertrophiées ont donné lieu, suivant l'expression des malades, à de véritables esquinancies, c'est-à-dire à des tuméfactions considérables à l'intérieur de la gorge avec imminence de suffocation.

Enfin, chez quelques sujets, il y avait eu de nombreuses récidives d'abcès, et plusieurs malades ont subi l'ablation pendant l'existence actuelle d'un de ces abcès.

ANATOMIE PATHOLOGIQUE.

Il paraît que les occasions d'étudier sur le cadavre les altérations anatomiques des amygdales hypertrophiées sont bien rares, ou ont été bien peu recherchées, puisqu'on ne trouve dans les auteurs presque aucun renseignement sur cette partie importante de leur histoire. Une étude attentive et persévérante de ces lésions nous a conduit à des résultats qui nous paraissent devoir intéresser le lecteur par les considérations pratiques auxquelles ils donneront lieu. Nous passerons successivement en revue les altérations de forme, de position, de volume, de poids, de texture ; les changements que ces diverses circonstances peuvent apporter dans les rapports des amygdales avec les organes circonvoisins. Nous étudierons ensuite les divers produits morbides que peuvent présenter dans leur intérieur les amygdales hypertrophiées, pus, mucosités, concrétions, foyers hémorrhagiques, etc., et enfin les cavités et canalicules que font découvrir, avant l'opération, l'exploration avec le stylet ; après l'opération, les coupes pratiquées en divers sens sur la glande.

1° *Altérations de forme.* — L'amygdale hypertrophiée ne présente le plus ordinairement que l'exagération de la forme naturelle ; mais dans un certain nombre de cas il n'en est point ainsi.

Amygdales bilobées. — Quelquefois, par exemple, soit par le fait d'une disposition congénitale, soit par l'influence d'uu travail pathologique, la glande est divisée manifestement en plusieurs lobes ; d'où la dénomination d'amygdales bilobées ou multilobées que nous lui avons donnée en pareil cas.

Amygdales en grappe. — Une autre forme beaucoup plus importante par les considérations pratiques auxquelles elle donne lieu, c'est la forme que nous avons appelée *en grappe*. Au lieu de constituer un globe plus ou moins volumineux, les tonsilles forment dans ce cas une simple couche glanduleuse, qui double latéralement les parois du pharynx. Ce genre d'amygdales se refuse d'une manière absolue à l'emploi de l'instrument de Fahnestock. Elles offrent en apparence un assez beau volume lorsque le malade ouvre simplement la bouche; mais cherche-t-on à les saisir, elles s'effacent complétement et, malgré tous les efforts auxquels on se livre, il est dans certains cas tout à fait impossible de les engager dans les anneaux du tonsillitome.

Dans une ablation d'amygdales que nous avons eu occasion de faire à l'hôpital Saint-Antoine en février 1853, nous avons remarqué sur l'une des amygdales enlevées une sorte de prolongement en manière de corne, constitué par un tissu comme cartilagineux.

2° *Altérations de poids.* — Ayant eu occasion de peser un certain nombre d'amygdales hypertrophiées qui avaient été complétement énucléées par le tonsillitome, voici les résultats qui nous ont été fournis par la balance.

Les limites extrêmes dans lesquelles a oscillé le poids des amygdales énucléées ont été d'une part 3 grammes 20 centigrammes, et de l'autre 7 grammes 50 centigrammes.

3° *Altérations de couleur.* — Les amygdales simplement hypertrophiées présentaient la même coloration qu'à l'état normal. Lorsque l'hypertrophie se compliquait de l'inflammation du tissu amygdalien, la glande prenait une teinte d'un rouge d'autant plus vif que sa tension et son volume étaient plus considérables. Dans un certain nombre de cas, l'enduit pultacé dont elle était couverte lui donnait une apparence blanchâtre. D'autres fois les tractus membraneux que présentait la surface libre de l'amygdale produisaient un aspect bigarré. Ou bien encore le fond de la glande était parsemé de taches blanches, crétacées ou jaunâtres, correspondant à des concrétions de diverse nature contenues dans les lacunes amygdaliennes, et sur lesquelles nous reviendrons plus tard.

Enfin, les amygdales enlevées nous ont présenté quelquefois une coloration gris jaunâtre. Dans ce cas, leur tissu

présentait à la coupe une couleur jaunâtre identique avec celle
qu'on remarquait à leur surface.

4° *Altérations de volume*. — Le volume des amygdales hypertrophiées peut varier depuis celui d'une petite noix jusqu'à
celui d'un œuf de pigeon. Dans tous ces cas, elles font
une saillie plus ou moins notable à l'intérieur du pharynx,
débordent les piliers du voile du palais et obstruent plus ou
moins l'isthme du gosier. Cette augmentation de volume amène
dans les rapports de la glande des modifications importantes,
qui vont être pour nous l'objet d'une étude spéciale.

5° *Altérations de position et de rapports*. — Relativement à la
position, nous ferons remarquer, et c'est le cas le plus rare,
que l'amygdale hypertrophiée occupe quelquefois un point
tellement élevé, qu'elle surplombe, en quelque sorte, de chaque
côté l'isthme du gosier au lieu d'en former les parties latérales.
Cette remarque a son importance, parce que c'est surtout dans
cette position que les piliers font obstacle à l'opération et dé-
fendent en quelque sorte le corps glanduleux. En effet, quand
à des amygdales ainsi disposées on présente l'instrument de
Fahnestock, si l'anneau est placé tout à fait de champ, c'est-à-
dire dans une direction franchement verticale, l'amygdale ne
peut pas s'y engager, et les tentatives d'introduction échouent
d'une manière certaine. On ne parvient alors à saisir l'amygdale
qu'en imprimant à l'anneau une direction un peu oblique de
haut en bas et de dedans en dehors.

Une autre variété de position importante à signaler est celle
dans laquelle l'amygdale tombe au-dessous du niveau de
l'isthme du gosier. Cette variété donne lieu à des illusions sin-
gulières. Si, à un moment donné, on examine le malade,
l'amygdale apparaît parce que les mouvements du pharynx
la repoussent en haut. Si l'on renouvelle l'examen dans un
autre moment, il peut arriver que, l'amygdale n'étant plus
soulevée par ces mouvements, on ne l'aperçoive plus. Autre
remarque : si, au moment de saisir ces amygdales déclives, on
ne plonge pas l'anneau vers la partie inférieure du pharynx,
la glande ne peut s'engager dans l'instrument.

Rapports. — L'amygdale ne peut s'accroître jusqu'à atteindre le triple ou le quadruple de son volume normal, sans qu'il s'opère une modification notable dans ses rapports avec l'emplacement très circonscrit qui lui est réservé. La glande étant soutenue en dehors et du côté de la peau par des parties molles et flexibles, quoique comprenant dans leur épaisseur une aponévrose, le refoulement de ces parties contribue à l'ampliation de l'espace devenu nécessaire, et il est heureux qu'il en soit ainsi, car la tuméfaction rapide de corps semblables dans un conduit aérien à parois inflexibles amènerait infailliblement l'asphyxie.

Voici donc quels sont les rapports nouveaux de l'amygdale grossie avec les parties qui l'entourent.

Le pilier antérieur du voile du palais prête sensiblement et forme une bosse plus ou moins saillante en avant. Le pilier postérieur est refoulé en arrière.

Du côté interne l'amygdale vient comprimer la luette; quelquefois même elle arrive jusqu'au contact avec l'amygdale du côté opposé. Dans ce cas, la luette occupe la rainure qui résulte de la rencontre des deux glandes, et est refoulée en avant en décrivant un arc de cercle à concavité antérieure. Il n'est jamais arrivé que la luette fût rejetée à la partie postérieure. Nous avons vu une seule amygdale anormalement développée dépasser dans certains cas la ligne médiane, repousser latéralement la luette et réduire à des dimensions excessivement étroites l'intervalle qui la sépare de l'amygdale du côté opposé.

On a admis depuis longtemps qu'une amygdale hypertrophiée peut obturer l'orifice pharyngien de la trompe d'Eustachi. C'est un point que nous aurons à examiner ultérieurement. On a noté aussi depuis longtemps les phénomènes par lesquels se traduit cette influence exercée par la glande développée outre mesure, sur l'appareil auditif; mais on ne s'est peut-être pas suffisamment rendu compte du mécanisme de leur production. Pour ce qui nous concerne, nous avons constaté sur plusieurs malades qu'on produisait un soulagement marqué des douleurs amygdaliennes en exerçant avec le doigt une compression dans le conduit auditif externe. La conséquence pratique de ce fait, c'est que dans le traitement de l'angine, et à la suite des opérations d'amygdalotomie, nous avons trouvé avantage à placer dans ce même conduit une petite touffe de coton imprégnée d'huile d'amandes douces préalablement chauffée.

Nous ne terminerons pas ce que nous avions à dire des rapports des amygdales anormalement développées, sans parler des adhérences qu'elles peuvent contracter.

Amygdales adhérentes. — Dans certains cas et à la suite de lésions graves de l'isthme du gosier, l'amygdale, ulcérée à sa surface et en contact avec une ulcération siégeant sur les piliers du voile, contracte des adhérences avec les parois de l'excavation dans laquelle elle est contenue. Ces adhérences apportent de grands obstacles à l'espèce d'énucléation que l'on doit faire subir à cet organe quand on veut l'extirper. Il est encore absolument impossible, dans les cas de ce genre, de recourir à l'emploi de l'instrument de Fahnestock. L'usage même du bistouri, aussi bien dirigé qu'on le suppose, ne peut pas mettre à l'abri de la blessure des piliers. J'avoue franchement que je n'ai, pour mon compte, jamais rencontré d'adhérences semblables bien positivement constatées. J'en conçois la possibilité à la suite d'angines de mauvais caractère, après des fièvres typhoïdes graves, à la suite d'affections syphilitiques ulcéreuses de la gorge, et c'est pour cela que j'en parle ; mais il ne m'est point arrivé jusqu'ici de me trouver aux prises avec ce genre de difficultés.

Étranglement des amygdales. — Il est un autre point de vue sous lequel doit être envisagée l'adhérence des amygdales, c'est celui de l'espèce d'étranglement que subit quelquefois la glande quand son volume s'accroît anormalement. Deux modes d'étranglement peuvent se présenter : tous deux ont pour agents principaux les piliers du voile du palais. Dans l'un de ces cas, l'amygdale, comme expulsée de sa loge naturelle et faisant relief dans le pharynx, est en quelque sorte pincée à son pédicule par les deux bandes verticales que forment les piliers. Dans la seconde variété, l'amygdale, adhérente aux piliers n'est plus serrée seulement à son pédicule, mais comprimée dans toute sa masse par deux bandes aplaties qui la retiennent dans sa position, et qui tendent à la resserrer entre elles.

6° *Altérations de texture.* — Le tissu des amygdales hypertrophiées peut présenter des consistances très diverses. Dans un certain nombre de cas on constate une friabilité très grande, qui peut aller jusqu'à la presque réduction de l'organe en bouillie. Le plus souvent c'est une densité qui peut varier depuis la consistance ferme jusqu'à la dureté fibro-cartilagineuse et presque calcaire. Lorsqu'on divise une amygdale qui offre cette dureté considérable au moyen de l'instrument de Fahnestock, on est quelquefois surpris de la résistance extraordinaire qu'on éprouve; on croirait volontiers qu'on est arrêté par quelque dérangement survenu dans l'instrument, par quelque obstacle inexplicable. Il arrive, en effet, souvent que cette résistance n'est pas due seulement à la dureté du tissu de l'amygdale, mais quelquefois aussi à des concrétions de diverse nature que nous étudierons bientôt, et dont la glande est, en certains cas, comme farcie. D'autres fois la résistance opposée au tonsillotome tient à la présence de lames fibreuses qui parcourent le tissu de l'amygdale en divers sens. Lorsqu'on examine, en effet, la surface de section de ces corps fibro-glandulaires, on voit qu'elle est parcourue par des lames de nature évidemment fibreuse, ou sillonnée par des tractus blanchâtres, qui se ramifient quelquefois de manière à offrir une certaine ressemblance avec l'arbre de vie du cervelet. Nous avons dit ailleurs que l'amygdale avait offert un prolongement dur et comme cartilagineux, qui représentait assez bien une fleur de lis.

Outre ces variétés de consistance, on peut, sur les amygdales hypertrophiées, constater encore des altérations de tissu assez remarquables. Ainsi la surface libre de l'amygdale offre quelquefois de nombreuses inégalités : elle paraît comme déchiquetée; on y voit de petites colonnes adhérentes par leurs extrémités et libres ̤ epr p ̤ tie moyenne, rappelant

2

certaines colonnes charnues qu'on observe à la face interne du cœur.

L'examen attentif de ces diverses altérations nous a conduit à étudier les canaux excréteurs des amygdales. Ces canaux viennent s'ouvrir à la surface libre de l'amygdale par un nombre d'orifices qui s'élève habituellement au chiffre de 8, 10, 12. Ces orifices étaient parfois assez larges pour que l'amygdale ait paru, dans certains cas, comme trouée à son centre. Lorsqu'on introduisait un stylet par les pertuis dont nous venons de parler, l'instrument était bientôt arrêté par une membrane résistante, qui n'était autre chose que la demi-capsule fibreuse que nous avons décrite. Il résulte de là que les canaux excréteurs ou, si l'on veut, les lacunes normales de la tonsille, traversent tout ce corps glanduleux sans s'arrêter au centre ou dans un point quelconque de son épaisseur, de telle manière qu'ils représentent assez bien une gerbe dont les épis arriveraient à la surface libre de l'amygdale. Ces conduits nous ont paru toujours être dirigés obliquement, d'avant en arrière, jamais directement de haut en bas. De plus, nous avons pu nous assurer qu'ils communiquaient tous entre eux par de nombreux orifices. Une injection de suif fondu ayant été poussée par l'un des pertuis de la surface libre, on a pu remplir toutes les cavités de la glande, qui a acquis ainsi un volume énorme. Cette circonstance nous a conduit à penser que si, sur le vivant, toutes ces cavités se distendaient à la fois par la sécrétion d'une matière consistante et qui ne pourrait se déverser au dehors, le déploiement rapide d'une masse aussi volumineuse dans le fond de la gorge déterminerait la strangulation.

Dans quelques cas les canaux amygdaliens présentent des bourgeons charnus, qui y sont comme implantés, les remplissent habituellement jusqu'au fond, et apparaissent à la surface libre de la glande comme des mamelons dans les calices.

Il nous est arrivé de rencontrer une ou plusieurs des cavités amygdaliennes remplies de pus. Leurs parois étaient anfractueuses et tapissées par une membrane d'apparence tomenteuse.

¡ D'autres fois les parois de ces cavités présentaient une teinte sanguine d'un rouge plus ou moins foncé. On serait tenté de croire qu'elles contenaient dans le principe un caillot sanguin. Quoi qu'il en soit, ces cavités communiquaient manifestement dans plusieurs cas avec la cavité bucco-pharyngée. Cette disposition fait comprendre comment du pus, se formant d'une manière incessante et étant continuellement déversé dans le pharynx, peut graduellement altérer la constitution, comme dans ce que j'appelle *la cachexie buccale purulente*.

L'observation suivante renferme un exemple remarquable de la disposition relative aux lacunes que renferment quelquefois les glandes hypertrophiées, et de l'ampliation possible de ces dernières par l'injection d'une matière liquide solidifiable comme le suif fondu.

OBSERVATION. — *Ablation simultanée (état aigu)*. — Marby (Alphonse), vingt-trois ans, ébéniste, rue Saint-Nicolas, 17, faubourg Saint-Antoine. A la consultation, le 8 novembre 1852. Deux amygdales hypertrophiées, et qui depuis huit jours sont excessivement douloureuses, toutefois sans que le malade ait été obligé de prendre le lit; il a même travaillé. Ce matin, déglutition difficile, amygdales rouges, tuméfiées; la droite est comme trouée à son centre; l'autre est entière. Je pratique l'ablation simultanée : écoulement sanguin qui s'arrête très promptement.

L'amygdale gauche, qui est comme trouée, ne peut être l'objet d'un examen anatomique complet. L'amygdale droite, qui est très volumineuse, a été énucléée complétement. Elle est entourée d'une espèce de collerette muqueuse très apparente, surtout en arrière, et présentant vers la partie inférieure et postérieure un lambeau de muqueuse pouvant avoir de 1 à 1 centimètre et demi de longueur. La surface muqueuse de cette amygdale est percée de dix à douze orifices conduisant chacun dans une cavité en cul-de-sac, et se rendant tous jusqu'à la surface celluleuse, qui est comme aponévrotique et résistante ; aucune de ces cavités ne s'arrête dans le corps de la glande.

Afin d'apprécier la capacité de ces cavités glanduleuses, j'y ai injecté du suif fondu que j'ai laissé figer. On n'a pas d'idée de ce que la réplétion de toutes ces cavités donne de grosseur à l'amygdale ; elle est presque triplée de volume, et je ne doute pas que, sur le vivant, si toutes ces cavités se distendaient à la fois par la sécrétion d'une matière consistante et qui ne pourrait se déverser au dehors, le déploiement rapide d'une masse aussi volumineuse dans le fond de la gorge ne déterminât la strangulation immédiate du sujet.

Parmi ces conduits, j'en ai trouvé deux qui ressortaient à une certaine distance à la surface de l'amygdale.

Des produits morbides de diverses natures peuvent se rencontrer dans les amygdales hypertrophiées. Nous avons déjà
parlé du pus qui remplissait parfois les cavités de ces glandes.
Au lieu d'être renfermé dans ces cavités, le liquide purulent
peut imprégner le tissu de l'amygdale, comme il imbiberait
une éponge.

Nous avons vu dans un cas les amygdales criblées de points
blancs dépendant de la présence, à chacun des orifices de la
glande, d'une goutte de mucosité purulente.

Maintes fois on trouve dans les lacunes amygdaliennes soit
des mucosités épaissies et comme granulées, soit de la substance caséeuse, soit des concrétions blanchâtres, crétacées et,
dans quelques cas, de consistance pierreuse. Lorsque l'anneau
tranchant de l'amygdalotome rencontre ces dernières concrétions, l'opérateur éprouve le sentiment d'une grande résistance, et nous avons vu, rarement il est vrai, l'anneau sécateur se briser sous cet effort.

C'est à la présence de ces divers produits, mucosités, pus,
concrétions caséiformes, etc., qu'est due probablement la
fétidité de l'haleine que l'on observe chez les sujets atteints
d'hypertrophie amygdalienne. Cette fétidité est, d'une manière
générale, quelque chose de toujours pénible, mais elle le devient plus encore dans certaines conditions de la vie sociale,
dont il est facile de se faire l'idée.

Foyers sanguins dans l'amygdale. — Dans certains cas la surface des amygdales présente de petites ecchymoses superficiellement situées, et qu'on retrouve au moyen de coupes sous
la muqueuse qui tapisse la cavité des follicules dont la réunion
compose l'amygdale. Le tissu glanduleux peut offrir tous les
intermédiaires, depuis la simple injection jusqu'à l'hémorrhagie proprement dite. On ne constate quelquefois, par
exemple, qu'une coloration lie de vin de la muqueuse amygdalienne; à un degré plus prononcé, il y a dans le tissu de la
glande des points tellement colorés que le sang paraît s'être

échappé de ses vaisseaux. Enfin le liquide sanguin est dans
d'autres cas très réellement et très manifestement extravasé.
Ces extravasations ont l'apparence tantôt de petites traînées
sanguines semblables à celles qu'aurait pu déterminer une
déchirure de tissu, tantôt de véritables foyers hémorrhagiques. Lorsqu'on incise ces derniers, on trouve des caillots plus
ou moins profondément situés et plus ou moins volumineux,
et la muqueuse elle-même, ainsi que le tissu sous-muqueux
noirâtre, est infiltrée de globules sanguins. Nous avons dû
nous demander quelle était l'origine de ces hémorrhagies, de
ces états apoplectiformes. Faut-il les attribuer à des ruptures
de vaisseaux et à des déchirures de tissu déterminées par les
branches du trident? Dans un certain nombre de cas les traces
plus ou moins marquées d'hémorrhagie que nous avons observées dépendaient du traumatisme produit par l'instrument;
mais dans mainte circonstance la situation des foyers et leur
aspect prouvaient évidemment qu'ils étaient antérieurs à
l'opération.

Dans des cas exceptionnels, l'amygdale était œdématiée et
rappelait tout à fait la disposition pathologique qu'on observe
dans l'œdème de la partie supérieure du larynx, impropre-
ment appelé œdème de la glotte.

Nous citerons l'observation suivante comme présentant un
exemple remarquable des foyers hémorrhagiques apoplectiformes qu'on observe quelquefois à la dissection des amygdales
hypertrophiées.

Observation. — *Amygdalotomie.* — Fert (Henri), sculpteur, âgé de dix-
neuf ans, rue Traversière, 51 ; entré le 10 juillet 1852, salle Saint-François, 17.

12 juillet. — Depuis dix ans, le malade a de fréquents maux de gorge, qui
se renouvellent à l'occasion du moindre excès. Ces derniers jours, nouvelle
récidive, avec tintement d'oreilles, difficulté extrême de la déglutition, altération considérable de la voix qui est devenue nasillarde, pâleur de la face, analogue à celle des gens qui ont subi l'empoisonnement purulent. Il n'y a pas
d'engorgement ganglionnaire évident.

Ablation simultanée : dans chacune des amygdales enlevées, il y avait de
petits foyers hémorrhagiques et une petite cavité purulente ; gargarisme.

Ce jeune homme a été traité à plusieurs reprises par la cautérisation au nitrate d'argent; mais il en était arrivé à ce point qu'il ne passait pas un mois sans

avoir de nouvelles attaques. C'est à l'occasion de la dernière qu'il reconnaît, ainsi que sa famille, que cet état est intolérable, et qu'il entre à l'hôpital avec l'intention de mettre un terme, par l'opération, à cette série incessante d'accidents. J'ai essayé l'emploi du chloroforme pour l'opération : l'abondance des mucosités dans le fond de la gorge, et la friabilité des amygdales, ont fait obstacle.

Dès le lendemain de l'opération, le malade est parfaitement bien. Des deux amygdales, l'une a à peu près le volume d'un œuf de pigeon : elle pèse 6 grammes; l'autre, un peu moins grosse, pèse 4 grammes et demi. La surface tapissée par la muqueuse présente l'orifice de conduits qui traversent de part en part toute l'épaisseur de la masse morbide; ces conduits ne sont autre chose que les lacunes normales de la glande qui ont été divisées dans leur continuité par l'instrument tranchant. La muqueuse n'offre rien d'anormal dans une assez grande partie de sa surface; mais, dans d'autres points, elle présente une vascularisation bien évidemment exagérée, en même temps que des îlots apoplectiformes. En incisant sur ces derniers, on trouve tantôt la muqueuse et une partie du tissu sous-muqueux noirâtres et uniformément infiltrés par les globules sanguins; tantôt de véritables caillots plus ou moins profondément situés et plus ou moins volumineux.

Ces faits sembleraient révéler une certaine tendance hémorrhagique dans le tissu de l'amygdale. Quant au parenchyme tonsillaire, bien que très vasculeux, il n'était pas altéré dans la plus grande partie de son étendue; mais, vers les bords de chacune des amygdales, on trouvait une petite cavité anfractueuse plus grande sur l'une des amygdales que sur l'autre, pouvant loger un gros pois, tapissée par une membrane tomenteuse et que l'on a reconnue être remplie de pus au moment de l'opération. Les parois de ces cavités présentent une teinte sanguine d'un rouge-brun, un aspect tomenteux. On serait tenté de croire qu'elles ont contenu, dans le principe, un caillot sanguin qui aura été plus tard remplacé par du pus. Quoi qu'il en soit, l'une de ces cavités communiquait manifestement, par deux ouvertures, avec la cavité bucco-pharyngée.

CONSÉQUENCES DE L'HYPERTROPHIE DES AMYGDALES.

Au premier aspect l'hypertrophie des amygdales paraît une maladie fort simple, et pour ainsi dire un accident de développement. Mais pour ceux qui ont observé dans tous ses détails l'état général et local des sujets atteints d'hypertrophie amygdalienne, l'affection prend une grande importance, non pas quand on la considère dans son état intrinsèque, mais quand on l'envisage dans ses relations avec l'état général de

l'individu qui en est affecté; on voit alors se dérouler une foule
de conséquences qu'on était loin d'avoir soupçonnées d'abord,
et l'on finit par comprendre qu'un simple accroissement de
volume dans ces organes joue un rôle considérable, et retentit
en quelque sorte sur toute la constitution.

Si l'on se donne la peine de suivre la filiation des phénomènes qui se produisent dans les fonctions les plus essentielles de l'économie, on est amené à reconnaître que l'hypertrophie des amygdales peut devenir une cause d'altération
notable dans la constitution. Il faut pour cela interroger successivement les grandes fonctions, étudier ce que telle modification dans un premier appareil va produire par voie de déduction physiologique sur tous les autres. La conclusion qui
ressort de cette étude approfondie conduit à des indications
thérapeutiques bien autrement motivées que celles d'après
lesquelles on se dirige souvent dans l'adoption ou le rejet de
l'opération destinée à l'ablation des amygdales. Ce n'est point
d'aujourd'hui que l'influence fàcheuse exercée par le développement hypertrophique des amygdales a été comprise. Les
bons observateurs ont signalé çà et là quelques conséquences
d'une véritable gravité. C'est en effet quelque chose de très
sérieux que la remarque de Dupuytren touchant l'effet que
l'hypertrophie des amygdales produit sur le développement
de la poitrine, effet qui se traduit extérieurement par une configuration particulière de la cage thoracique. Mais ce n'est
encore là qu'un des coins du tableau. Le tableau lui-même
n'a jamais été complétement tracé. Toutes ces particularités
ne pouvaient ressortir que d'un nombre considérable d'observations patiemment recueillies, et ajoutant chacune quelque
trait nouveau à la description générale.

Si nous n'avons point été abusé par la préoccupation que
donne tout naturellement la continuité d'une attention soutenue sur un même sujet, nous arriverions à conclure que
l'hypertrophie amygdalienne est une des entraves les plus
fàcheuses au développement physique et moral de l'individu;
que d'elle peut dépendre une faiblesse générale de la constitu-

tion qui retentit sur toutes les époques de la vie. Tel est en effet le caractère de beauconp d'affections chroniques du jeune âge qui, indépendamment de ce qui leur appartient en propre et dans le temps présent, exercent une influence qui se retrouve dans toutes les périodes ultérieures, par cela seul que ces affections ayant coïncidé avec le travail du développement l'ont empéché de s'accomplir suivant ses règles normales ; que les organes une fois développés incomplétement restent toute la vie dans un état d'infériorité relative sur lequel il n'y a plus à revenir.

On comprend dès lors toute l'importance que nous attachons à présenter un exposé complet des inconvénients qu'entraîne l'hypertrophie des amygdales, puisque c'est de là que peut sortir, pour le praticien, le motif de sa conduite et, pour les malades, des conséquences d'une haute utilité.

Avant d'étudier l'influence de l'hypertrophie des amygdales sur les divers appareils de l'économie, nous croyons qu'il ne sera pas sans utilité de présenter ici quelques considérations relatives à ce que nous appelons la prise d'air. Quoiqu'il soit établi depuis longtemps que l'exercice des phénomènes respiratoires ne s'accomplit d'une manière normale que quand le passage de l'air présente sur toute sa longueur les dimensions nécessaires, on n'est peut-être pas généralement assez pénétré de l'influence que certains obstacles exercent sur la fonction respiratoire et, par l'intermédiaire de celle-ci, sur plusieurs autres fonctions. On ne songe point assez, par exemple, qu'une simple diminution dans la grandeur de l'une des narines, qu'un certain degré d'engorgement dans la muqueuse nasale suffit pour diminuer la plénitude de la respiration. Quoique chacun connaisse par expérience la difficulté qu'on éprouve à respirer dans un coryza intense, si cette difficulté n'est pas subite et considérable, si elle est habituelle et chronique, on cesse de lui accorder une attention particulière, et ses effets passent inaperçus. On fait sans s'en apercevoir une assimilation tout à fait inexacte entre ce qui se passe dans des canaux renfermant un liquide poussé par une force constante et ce qui a lieu pour le passage de l'air jusqu'au poumon. Qu'arrive-t-il, par exemple, dans le cas d'un liquide poussé à travers une série de canaux communiquants? Si ce liquide vient à traverser un endroit plus rétréci du système, il passe avec plus de rapidité par ces points rétrécis, et la durée plus courte du passage se combinant avec l'étroitesse relative de celui-ci, il y a compensation, et la somme de liquide qui, dans un temps donné, arrive à l'autre extrémité du système, est sensiblement égale. Qu'advient-il, au contraire, dans le phénomène respiratoire? Le thorax, par son mécanisme, appelle l'air dans la poitrine à la manière d'une pompe aspirante; mais cette pompe aspirante, par quoi est-elle mise en jeu? Par la puissance des muscles inspirateurs, puissance qui se lasse et, suivant le degré d'attention et de volonté actuelles du sujet, peut différer du simple au double. Il est bien certain que si un individu chez lequel existe une diminution de diamètre sur l'un des points du trajet parcouru par l'air pour arriver à la poitrine applique toute son énergie musculaire à faire une forte et rapide inspiration, il dilatera tout aussi complétement et dans un même espace de temps sa poitrine que le fait celui qui n'a point d'obstacle et qui respire d'une manière calme et sans y apporter une attention particulière. Mais cet état dans lequel on respire avec beaucoup d'énergie est un état exceptionnel et pour ainsi dire violent; il ne peut se continuer un certain temps qu'en fatiguant outre mesure le sujet qui est obligé d'y recourir. Pour peu qu'il y ait distraction d'une partie des forces musculaires employées à l'accomplissement de tel ou tel acte physiologique, il n'a plus la possibilité de consacrer la même dépense d'action à l'exercice du phénomène respiratoire, et dès lors la pénétration de l'air dans les cellules du poumon cesse de se faire dans la proportion normale, et primitivement arrêtée dans le plan de l'économie.

C'est qu'en effet il y a pour tel organisme donné ce que nous appelons une prise d'air normale, dont la dimension est réglée, et, en quelque sorte, obligatoire pour le libre exercice de la respiration. Tout ce qui affecte, si légèrement que ce soit, la mesure de cette prise d'air, est une atteinte, petite ou grande, portée à la plénitude de l'acte respiratoire, et ce qui se déduit ici du raisonnement physiologique se démontre de la manière la plus péremptoire par l'expérience, qui consiste à pratiquer la trachéotomie sur un animal, et à placer dans l'ouverture faite à sa trachée une canule à robinet, au moyen de laquelle on peut graduer à volonté la prise d'air au moment de l'inspiration. Après le trouble des premiers moments, on voit s'établir entre le mode respiratoire de l'animal et les divers degrés d'ouverture qu'on donne à la canule une relation qui frappe l'observateur le moins attentif.

Si nous abordons maintenant l'étude des conséquences qu'entraîne l'hypertrophie des amygdales, nous voyons que cette étude comprend un si grand nombre de points qu'il est de toute nécessité de diviser le sujet en une série de chapitres dont voici l'énumération :

Conséquences de l'hypertrophie des amygdales relativement, 1° aux organes respiratoires ; — 2° aux fonctions digestives ; — 3° aux organes sensoriaux ; — 4° au développement de l'individu ; — 5° à la production de divers états pathologiques.

Conséquences de l'hypertrophie des amygdales relativement à l'appareil respiratoire.

L'influence qu'exerce l'hypertrophie des amygdales sur l'appareil respiratoire se manifeste par un certain nombre de phénomènes, dont le plus important est, sans contredit, la dyspnée.

Depuis longtemps on avait noté la gêne de la respiration dans l'affection qui nous occupe ; depuis longtemps on savait que les sujets atteints d'hypertrophie amygdalienne éprouvent de l'essoufflement au moindre exercice, de l'oppression lorsqu'ils montent un escalier, etc.; mais ce phénomène de la dyspnée, bien que noté par tous les bons observateurs, n'avait jamais été soumis à une analyse bien exacte ; jamais il n'avait été étudié dans les formes variées et remarquables qu'il présente dans le cas particulier.

La dyspnée, en effet, qui se manifeste dans le cours de l'hypertrophie amygdalienne, reconnaît des causes presque toujours multiples; elle peut résulter du rétrécissement 1° des fosses nasales, 2° du pharynx, 3° du larynx, 4° de la cage thoracique. Si l'on voulait classer les diverses causes de dyspnée dans l'hypertrophie amygdalienne, on verrait qu'il existe une dyspnée nasale, une dyspnée pharyngienne, une dyspnée laryngienne et une dyspnée thoracique.

1° Dyspnée nasale.

Chez un grand nombre des sujets dont nous avons recueilli l'observation, nous avons été frappé de l'espèce d'arrêt de développement que présentent les narines; les ailes du nez ne se dilatent point, parce que la voie ultérieure au passage de l'air ne lui permet de pénétrer que dans des proportions trop minimes pour qu'il y ait besoin d'un orifice largement béant. L'amoindrissement dans l'ampleur des fosses nasales est porté, chez certains sujets, au point d'équivaloir à une oblitération presque complète de ces cavités. Ainsi, dans l'observation 99, nous voyons que le passage de l'air était aussi complétement obstrué dans l'une des narines que s'il avait existé un polype, et la narine du côté opposé ne donnait non plus passage qu'à une très petite quantité d'air. L'arrêt de développement des cavités nasales n'est ici qu'une application particulière d'un principe généralement observé dans l'économie, à l'occasion de tous les conduits qui ne sont pas traversés en quantité suffisante par les liquides ou fluides aériformes au trajet desquels ils sont destinés.

2° Dyspnée pharyngienne.

Alors même que les cavités nasales auraient le degré d'ampleur qui leur est naturellement dévolu, la présence de corps qui rétrécissent le pharynx agirait encore comme cause de dyspnée; il y a pour ce que nous appelons la prise d'air un diamètre qui ne peut jamais être altéré impunément. Or, ce

diamètre est nécessairement rétréci à la hauteur du pharynx
aussitôt qu'il y a hypertrophie des amygdales. C'est donc en
ce sens que nous avons pu dire qu'il y a une dyspnée pharyngienne. Cette forme de l'obstacle à la respiration prend, chez
quelques sujets, et surtout quand il y a accroissement acci-
dentel de volume des amygdales par une inflammation, le
caractère d'une véritable strangulation. Telle est, du moins,
l'opinion qu'on est porté à se faire en voyant la cessation si
prompte et si complète des accidents, ainsi que le sentiment
extrême de bien-être qui succède à l'ablation simultanée des
amygdales, quand elle est faite dans les cas de ce genre. Le
soulagement qu'éprouve le malade peut se comparer à celui
d'un individu dont la cravate trop serrée viendrait à être relà-
chée tout à coup.

3° Dyspnée laryngée et altération de la voix.

Si l'amoindrissement du passage de l'air dans les fosses
nasales est, comme nous n'en doutons pas, la cause de leur
peu de développement chez les sujets atteints d'hypertrophie
amygdalienne, il est permis de penser que la même influence
existe, quoiqu'à un moindre degré, à l'égard du larynx. Deux
choses viendraient à l'appui de cette opinion, que chez des
sujets atteints d'hypertrophie amygdalienne le développement du larynx est inférieur à ce qu'il eût dû être dans
un état parfaitement normal. Ce sont, d'une part, la faiblesse
et l'altération de la voix chez les sujets atteints d'hypertrophie,
et, d'autre part, ce fait d'observation, qui nous montre que
dans un système de canaux où tout se tient, comme cela a
lieu dans les voies aériennes, à partir des radicules bronchi-
ques capillaires jusqu'aux orifices supérieurs du système, le
développement marche dans une mesure proportionnelle,
et que le développement des parties les plus élevées se
subordonne par voie mécanique nécessaire l'évolution des
parties qui sont situées au-dessous. Cela, d'ailleurs, n'est-il pas
prouvé par le fait de l'arrêt de développement de la cage thoracique chez les sujets atteints d'hypertrophie amygdalienne?

Quoi qu'il en soit de ces diverses considérations, il est certain que les phénomènes vocaux subissent, chez les sujets atteints d'hypertrophie des amygdales, des altérations presque constantes, et qui parfois s'élèvent à un degré considérable. Ces altérations portent sur l'intensité et sur le timbre du son vocal. Chez presque tous la voix est faible et voilée; chez quelques-uns cet affaiblissement va jusqu'à l'aphonie.

Nous n'avons jamais rencontré ce dernier caractère comme état permanent, mais nous l'avons souvent observé comme coïncidant avec un accroissement temporaire de volume dû à l'état phlegmasique chez des sujets depuis longtemps atteints d'hypertrophie amygdalienne.

La voix est nasonnée, et à ce point que, très souvent, il nous est arrivé de diagnostiquer sur ce seul caractère l'existence d'une hypertrophie d'amygdales dont le malade ne se doutait pas, et que l'examen du gosier faisait aussitôt reconnaître.

Du reste, dans ces diverses altérations de la voix, une part doit être faite à l'influence des parties supérieures de l'appareil, qui sont presque toujours modifiées elles-mêmes, ainsi que nous l'avons dit, et qui jouent un rôle très marqué dans le phénomène de la phonation.

Ce n'est pas tout : si les sons vocaux subissent de l'altération dans leur force et dans leur timbre, l'articulation de la parole subit aussi, elle, des entraves moins fréquentes, il est vrai, mais souvent très prononcées.

L'exercice de la parole est pénible, la prononciation défectueuse, l'articulation des sons difficile.

On comprend que ces inconvénients, qui sont fâcheux pour tous les sujets sans exception, le sont surtout pour ceux que leur profession ou leurs goûts conduisent à faire un usage spécial et fréquemment répété de l'organe de la voix. Tels sont les chanteurs, les avocats, les professeurs.

Les sujets qui nous ont présenté ces accidents à leur maximum d'intensité sont ceux des observations 5, 16, 21, 22, 25, 33, 34, 35, 37, 38, 39, 58, 65, 74, 75, 81, 89, 99.

4° Dyspnée thoracique.

Nous n'avons point soumis à des observations assez suivies, en égard à l'auscultation, les sujets atteints de l'hypertrophie des amygdales, pour pouvoir préciser quel est le caractère du bruit respiratoire chez ces sujets. Aussi déduisons-nous le fait de la dyspnée thoracique beaucoup plus du phénomène de la déformation et de l'aplatissement des parois de la poitrine que d'une observation directe due à l'exploration de l'appareil pulmonaire lui-même.

En effet, on ne saurait douter que l'exiguïté relative de la poitrine, attestée par la saillie du sternum et la dépression des parois latérales, ne joue un rôle important dans la difficulté de respirer qu'éprouvent la plupart des malades, et dans l'hématose insuffisante dont ils portent souvent le témoignage.

On se fait une idée qui n'est pas toujours exacte de l'influence qu'une diminution de diamètre dans les parties supérieures de l'appareil aérien exerce sur l'accomplissement des phénomènes respiratoires.

Il faut remarquer que, pour triompher des causes de dyspnée dont nous venons de parler, le sujet atteint d'hypertrophie d'amygdales est dans la nécessité de déployer une certaine énergie musculaire dans l'acte respiratoire ; mais la puissance musculaire se fatigue, et aussitôt que son action diminue, l'hématose est en souffrance, et le besoin de respirer n'est qu'incomplétement satisfait. Aussi beaucoup de sujets atteints d'hypertrophie d'amygdales vivent-ils dans un état presque permanent de malaise, et pour peu qu'une cause quelconque d'affaiblissement du système musculaire survienne, ou que les voies aériennes supérieures aient subi un peu plus de diminution, comme cela a lieu, par exemple, dans le coryza, leur état touche de très près à une véritable asphyxie lente.

A cela sans doute doit être attribué un phénomène dont nous avons plus d'une fois constaté l'existence, c'est l'espèce de stupeur et de profond accablement que présentent

certains sujets atteints d'amygdalites même assez légères, et
qui, dans tous les cas, ne sont nullement en rapport avec la
gravité de l'état général.

Le genre de conformation vicieuse du thorax, que l'on
trouve en rapport avec l'hypertrophie des amygdales, propre
aux premières années de la vie, consiste dans une projection
du sternum, qui est choquante à son premier aspect, et qui
tient beaucoup moins à une proéminence particulière de cet
os qu'à l'aplatissement des côtes. Cette conformation a été
l'objet de certaines comparaisons dont voici les expressions
diverses : poitrine en carène, en pain de sucre, poitrine de
poulet, de dindon, etc.

Toutefois, il ne faut pas croire que cette altération de forme
coïncide toujours et nécessairement avec l'hypertrophie des
amygdales. Nous ne l'avons trouvée que chez un certain
nombre de ceux qui avaient des hypertrophies d'amygdales
évidemment anciennes. Tels étaient les sujets des observations 35, 38, 43, 46, 60, 78, 99.

Chez certains sujets l'arrêt de développement porte sur l'ensemble du thorax. Les proportions des diverses parties, com-
parées entre elles, sont ce qu'elles doivent être ; seulement
toutes les dimensions se trouvent uniformément diminuées. Il
est très important, dans l'étude de la déformation du thorax due
à l'hypertrophie de l'amygdale, de déterminer ce qui, dans un
pareil état, pourrait dépendre du rachitisme. Quand l'aplatissement bilatéral du thorax dépend du rachitisme, il présente
certains caractères qui ne permettent pas de le confondre
avec la déformation exclusivement due à l'hypertrophie des
amygdales. Dans le cas de déformation thoracique due au
rachitisme, il y a encore d'autres déformations concomitantes.
La déformation rachitique est habituellement caractérisée par
un double chapelet correspondant aux articulations chondro-
costales. Au reste, du moment qu'il y a hypertrophie amygdalienne, existât-elle sur un sujet rachitique, cela ne constitue pas une contre-indication à l'ablation. Seulement, dans
ce cas, il y a autre chose à faire que l'opération.

Il est une particularité qui se rapporte autant à la dyspnée qu'aux troubles de conformation survenus dans la région pharyngienne, et dont nous avons constaté l'existence chez l'immense majorité des sujets atteints d'hypertrophie amygdalienne. Nous voulons parler du ronflement qui a lieu pendant le sommeil. Ce ronflement bruyant, incommode pour ceux qui entourent le malade, s'accompagne d'une semi-asphyxie, caractérisée, chez quelques sujets, par un état violacé de la face, par une lutte et une agitation extraordinaires, par une sorte de titubation ou plutôt de nutation de la tête qui va frapper contre les bords du lit, ainsi que nous en avons eu un exemple chez un jeune malade opéré à l'âge de dix-sept ans, et dont les parents avaient été vivement impressionnés par l'existence de cette étrange disposition.

Chez quelques enfants, l'état d'asphyxie devient tellement imminent pendant le sommeil, qu'on est obligé de les réveiller plusieurs fois la nuit, tant ils semblent menacés de suffocation.

Conséquences de l'hypertrophie des amygdales relativement aux fonctions digestives.

Au nombre des accidents que l'hypertrophie des amygdales peut déterminer du côté de l'appareil digestif, il faut noter la dysphagie, qui peut exister à des degrés divers, depuis la simple gêne de la déglutition jusqu'à l'impossibilité absolue d'avaler, même les boissons. En général, chez la plupart des sujets dont les amygdales sont anormalement développées, le passage des aliments est possible, mais détermine une douleur plus ou moins vive dans l'arrière-bouche. Ce n'est que dans les cas où un état aigu vient à s'enter sur un état chronique que la déglutition, non seulement des aliments solides, mais même des liquides, ne peut plus momentanément s'effectuer.

Dans l'état chronique, il existe une sorte d'endolorissement de l'arrière-gorge dont le malade a conscience, même en l'absence des mouvements de déglutition. La moindre pression exercée derrière les branches ou un peu au-dessous de l'angle de la mâchoire est habituellement douloureuse. La salive elle-même ne saurait être avalée sans réveiller ces douleurs.

Indépendamment de la dysphagie, les malades se plaignent, dans beaucoup de cas, d'une sensation pénible d'empâtement dans la bouche, sensation qui n'est jamais plus manifeste que le matin au moment du réveil. Les uns ont la bouche sèche, d'autres ont une hypersécrétion de salive très marquée et bavent continuellement.

Chez un grand nombre de sujets, les mouvements de la mâchoire sont difficiles, et déterminent une souffrance qui se fait sentir particulièrement à l'angle de la mâchoire, et qui retentit quelquefois jusque dans le conduit auditif externe.

Quand les amygdales sont le siége d'une sécrétion purulente plus ou moins abondante, les produits de cette sécrétion sont versés en partie dans la cavité buccale, où on les retrouve surtout vers le collet des dents, en partie dans l'estomac, où leur présence presque continuelle amène toujours des troubles digestifs plus ou moins marqués, et dans quelques cas, comme chez le sujet de l'observation 40, de véritables accidents d'intoxication.

Enfin, pour ne rien omettre, nous signalerons un état de névropathie ou, si l'on veut, d'hyperesthésie pharyngienne, qui s'est déclaré chez un de nos jeunes malades. La sensibilité du pharynx était telle, que l'enfant, ayant été touché avec une solution légère de nitrate d'argent, a déclaré avoir souffert des douleurs atroces, et n'hésita pas à dire qu'il préférait l'opération à ces cautérisations. Il ne se plaignait guère moins vivement quand on lui faisait de simples onctions avec la pommade iodée sur la région sous-maxillaire.

La présence continue au fond de la gorge de l'espèce de corps étranger que représente l'amygdale quand elle est hypertrophiée, est une cause permanente d'hypersécrétion glaireuse paraissant avoir sur l'état de l'estomac et sur les fonctions de cet organe une influence réelle, qui s'est traduite chez un certain nombre de malades par une inappétence très prononcée et qui, dans beaucoup de cas, avait été remarquée par les parents.

On comprend au premier abord que le malade pourrait se débarrasser de cette sécrétion glaireuse par le simple secours de l'expuition ; mais d'abord il faut remarquer que les enfants, qui constituent la grande majorité des sujets atteints d'hypertrophie d'amygdales, crachent rarement. D'autre part, il faut noter que l'expuition n'ayant jamais lieu pendant le sommeil, tandis que les mouvements de la déglutition persistent, les mucosités arrivent dans l'estomac ; il résulte de là que l'estomac chez la plupart des individus atteints d'hypertrophie amygdalienne peut être considéré comme étant habituellement occupé par des liquides glaireux en abondance, ce qui n'est pas étranger, nous le pensons, à l'inappétence dont nous avons parlé.

Conséquences de l'hypertrophie des amygdales relativement aux organes sensoriaux.

La situation des amygdales à l'entrée du pharynx, au voisinage immédiat des organes de l'ouïe, de l'odorat et du goût rend très bien compte de la possibilité d'une influence exercée sur ces organes par l'hypertrophie des amygdales. Cette seule remarque suffit pour faire comprendre comment cette affection peut modifier les fonctions de ces divers appareils. De plus, nous avons quelques motifs de penser que certaines ophthalmies ne sont pas sans quelques relations avec l'hypertrophie. Nous allons rapidement examiner en quoi consiste ce genre de relations.

1° Influence de l'hypertrophie amygdalienne sur divers états pathologiques de l'organe de la vue.

Nous avons lieu de croire, d'après quelques-unes de nos observations, que l'hypertrophie amygdalienne n'est pas sans influence sur l'origine ou du moins sur la durée de certaines ophthalmies. Ce travail étant particulièrement fondé sur des résultats d'observation, nous indiquerons immédiatement un cas qui nous a paru digne d'être noté.

Un jeune garçon de treize à quatorze ans venait de temps en temps à la consultation de l'hôpital Saint-Antoine pour une ulcération du centre de la cornée droite. Chaque fois que le jeune malade revenait nous voir, il suffisait de quelques soins très simples et de quelques instillations du collyre au nitrate d'argent pour amener une amélioration notable ou la cessation temporaire des accidents.

Ces rechutes continuelles se reproduisaient depuis plus de six mois. Guidé par la remarque que j'avais déjà faite au sujet de l'influence de l'hypertrophie amygdalienne sur la marche des affections oculaires, je fais un jour l'examen de la gorge, et je trouve des amygdales fortement hypertrophiées. J'engage la mère à faire opérer cet enfant. Elle y consent, et l'opération est pratiquée sur-le-champ. A partir de cette époque il n'y a pas eu la moindre récidive de l'altération cornéale, qui néanmoins a laissé après elle une tache albugineuse légère. Ce n'est pas sur quelques faits susceptibles d'être interprétés à titre de coïncidence que je voudrais établir l'existence d'une relation aussi difficile à démontrer que celle qui peut exister entre des affections de l'œil et l'hypertrophie des amygdales.

Toutefois, si l'on considère qu'un certain nombre des ophthalmies infantiles, notamment la conjonctivite papuleuse, sont très positivement constitutionnelles, et si, d'autre part, on prend garde que l'hypertrophie amygdalienne exerce une influence défavorable sur la constitution, il ne sera pas difficile de comprendre que, si la relation dont il vient d'être parlé n'est pas directe, elle peut du moins s'établir par voie médiate.

Quel que puisse être du reste le mécanisme de cette relation singulière, du moment qu'elle existe, elle mérite d'être notée par le praticien, en ce qu'elle devient pour lui l'origine d'une indication thérapeutique importante. Nous dirons donc provisoirement, et sous réserve d'une démonstration plus concluante, que, chez les enfants tourmentés d'ophthalmies chroniques, il faut s'occuper de l'état des amygdales, et si on les trouve hypertrophiées, on doit les extraire.

Nous avons encore rencontré d'autres cas où la connexité de l'hypertrophie amygdalienne avec l'ophthalmie chronique nous a paru évidente, puisque du moment où l'ablation a été pratiquée, les ophthalmies, qui jusque-là s'étaient montrées rebelles, ont définitivement cessé.

Il pourra paraître singulier, bizarre même, d'aller chercher dans une opération faite au fond de la gorge, la guérison d'une maladie des yeux; mais pour celui qui s'est bien rendu compte de l'influence qu'exerce l'hypertrophie des amygdales sur l'ensemble de la constitution, il n'y aura rien d'étrange, et ce sera une simple déduction logique découlant des résultats de l'observation.

2° Influence sur l'organe de l'ouïe. — Surdité amygdalienne.

Il s'agit d'une relation bien autrement directe et démontrée et, nous devons le dire, d'une coïncidence à peu près invariable.

L'influence exercée sur l'organe de l'ouïe se traduit par une série de phénomènes qui sont compris entre la simple douleur d'oreille et l'abolition presque complète de la fonction. Ainsi nous avons observé chez plusieurs malades des otalgies fréquentes augmentant sensiblement d'intensité à l'occasion de la moindre imminence d'inflammation des amygdales; nous avons noté la fréquence des tintements d'oreille, de bourdonnements continus gênant la perception auditive, et la gênant au point de donner un facies hébété, idiot à certains individus atteints d'hypertrophie amygdalienne. Nous avons même recueilli des faits dans lesquels la relation de l'hypertrophie avec ce que nous appelons la surdité amygdalienne s'établissait avec une évidence remarquable. Ainsi nous avons vu chez un malade une surdité incomplète liée d'une manière si évidente avec l'hypertrophie, qu'à l'époque où l'amygdale gauche présentait encore un volume assez considérable, la surdité existait à gauche, tandis qu'elle n'existait plus à droite où l'ablation avait été complète.

Il n'y a donc rien de mieux établi, du moins pour nous, que la relation des troubles auditifs avec ces deux choses : 1° l'inflammation des amygdales aiguë ou chronique; 2° l'hypertrophie de ces glandes. Mais cette relation, comment s'établit-elle? C'est là que les opinions peuvent différer.

La surdité amygdalienne est variable dans son degré. Ces variations peuvent être attribuées à diverses causes.

Ainsi l'humidité de l'atmosphère comparée à l'état sec paraît l'accroître. Dans les temps chauds, la surdité diminue et elle subit de continuelles oscillations dans ses degrés, suivant qu'il y a telle ou telle de ces congestions passagères, ou de ces inflammations si fréquentes chez les sujets atteints d'hypertrophie amygdalienne.

L'affaiblissement de l'audition est, comme nous l'avons dit, une conséquence générale et habituelle de l'hypertrophie des amygdales, et en cela nous avons eu l'occasion de vérifier plus d'une fois l'assertion de notre habile collègue, M. Guersant. Jamais la surdité amygdalienne n'est plus prononcée que dans le cas d'amygdales enchatonnées. La surdité amygdalienne mérite d'être examinée pour plusieurs raisons, et principalement parce que tout ce qui se rattache aux relations des phénomènes pathologiques entre eux répand une vive lumière sur la nature et la marche des maladies. L'influence que les affections des amygdales exercent incontestablement sur l'organe auditif peut dépendre des causes suivantes :

1° Il peut y avoir quelques phénomènes mécaniques de compression produits par l'amygdale accrue en volume sur la trompe d'Eustachi.

2° Dans le cas d'inflammation de la tonsille, la même cause inflammatoire qui agit sur cette dernière peut atteindre coïncidemment la muqueuse de la trompe d'Eustachi.

3° L'influence exercée par l'amygdale enflammée ou hypertrophiée sur les divisions du plexus pharyngien peut, par relation sympathique et nerveuse, influer sur la manière dont s'accomplissent les fonctions de l'oreille moyenne, et, par conséquent, sur le phénomène de l'audition.

Il ne sera pas inutile de passer rapidement en revue, à cet égard, les opinions de quelques otologistes,

« Il m'est impossible, dit Kramer, d'admettre le moindre
» rapport entre l'hypertrophie des amygdales et l'oblitération
» de la trompe d'Eustachi. J'ai observé un très grand nombre
» de personnes chez lesquelles ces organes avaient pris un
» volume considérable, et qui avaient ou non de la surdité;
» mais, dans tous les cas, la trompe était libre. J'avoue ne pas
» comprendre comment l'accroissement plus ou moins grand
» de ces corps glanduleux pourrait donner lieu à l'oblitéra-
» tion de la trompe, et empêcher l'air de la traverser; et j'ose
» dire qu'aucun des médecins qui ont admis cette singulière
» cause mécanique de la surdité n'a pris soin de pratiquer le
» cathétérisme du canal guttural de l'oreille moyenne. Itard
» lui-même (*Traité des maladies de l'oreille*, t. II, p. 174) mé-
» rite un semblable reproche, car sa manière d'explorer
» l'oreille dans les circonstances de ce genre est si insuffisante
» qu'il n'a jamais pu y trouver les éléments d'un bon dia-
» gnostic. » (Kramer, 1848, p. 274.)

   Note de M. Ménière. « Je possède plus de cent observations
» de surdité chez de jeunes sujets, dans lesquelles la guérison
» complète de la maladie a été le résultat de l'ablation d'amyg-
» dales hypertrophiées. Je ne connais pas de fait plus solide-
» ment démontré que celui-ci, et il est impossible de ne pas
» en tirer la conséquence que le gonflement des amygdales
» donne souvent lieu à une lésion des trompes qui entraîne la
» surdité. L'amygdalite et ses suites relativement à l'oreille
» moyenne doivent figurer dans l'article *Inflammation de la*
» *trompe d'Eustachi*, et, suivant moi, cette maladie y joue
» un rôle important. » (Kramer, p. 274. Note du traduc-
teur.)

   Opinion d'Itard. « La surdité qui résulte de la tuméfaction
» chronique des amygdales n'est pas très rare; elle est facile à
» reconnaître, et du petit nombre de celles dont je n'ai pu que
» m'applaudir d'avoir tenté la guérison.

   » L'amygdale produit l'occlusion de la trompe de deux
» manières : tantôt, grandement développée, cette glande
» s'avance jusqu'à l'orifice du conduit guttural de la caisse, et

» le ferme en s'y appliquant immédiatement; tantôt, sans être
» bien volumineuse, elle est le centre d'une fluxion sanguine
» à laquelle participent les parties voisines, et surtout l'orifice
» de ce canal. Je dois conclure aussi des résultats divers de
» mes opérations contre cet engorgement que la trompe n'est
» qu'imparfaitement bouchée, et que les mucosités continuent
» à s'évacuer dans l'arrière-bouche; tandis que d'autres fois,
» retenues dans le conduit, elles l'engouent profondément, et
» exigent, pour être expulsées, des soins subséquents. De là
» les variétés que l'on remarque dans les symptômes d'une
» surdité qui devrait offrir des caractères constants : tantôt
» elle se déclare insensiblement, et continue à croître d'une
» manière progressive; tantôt, après plusieurs invasions et
» disparitions successives, elle s'établit d'une manière irrégu-
» lière, et varie selon l'état de l'atmosphère. En général, ce-
» pendant, on remarque qu'elle est fort sujette à se dissiper,
» mais seulement pour quelques instants, dans les expira-
» tions brusques et forcées que nécessite l'action de se mou-
» cher, ou dans les secousses du vomissement et de l'éternue-
» ment; qu'elle augmente dans le coryza, au moindre mal de
» gorge, et qu'elle diminue, au contraire, dans l'été, pendant
» le cours de diarrhée, d'accès hémorrhoïdal, d'écoulement
» blennorhagique »

De ce résumé il ressort que deux opinions formellement
contradictoires sont en présence au sujet du mécanisme de la
surdité amygdalienne. D'un côté, l'opinion d'Itard, qui admet
trois modes d'obstruction de la trompe d'Eustachi, à savoir :
1° une oblitération mécanique par compression directe de
l'amygdale hypertrophiée contre l'orifice guttural de la
trompe; 2° une oblitération inflammatoire due au boursouflement de la muqueuse, comme cela s'observe pour les narines
dans l'inflammation de la pituitaire; 3° une oblitération catarrhale dépendant de l'engouement de la trompe par des mucosités.

D'un autre côté, l'opinion de Kramer, qui repousse formellement et sous quelque forme qu'on la présente l'idée d'une

oblitération de ce conduit. Sur quoi se fonde-t-il? Sur ce que le passage de la sonde dans la trompe d'Eustachi est toujours possible, quel que soit l'état d'hypertrophie des amygdales.

Le point en litige est donc très nettement établi; voici les observations que nous avons à présenter à ce sujet. Nous avouerons que l'oblitération mécanique de l'orifice pharyngien de la trompe d'Eustachi par l'amygdale hypertrophiée nous paraît être une donnée très contestable au point de vue anatomique. En effet, l'orifice de la trompe d'Eustachi ne descend pas au-dessous du cornet inférieur des fosses nasales; d'une autre part, quand on examine l'espèce d'ogive formée par les piliers du voile du palais, on reconnaît que le sommet de cette ogive reste à une distance d'à peu près 3 centimètres au-dessous de l'orifice guttural de la trompe. Il faudrait donc, pour qu'il y eût compression de cet orifice par l'amygdale, que l'accroissement de volume de cette glande fût assez fort pour lui permettre de remonter dans le sens vertical à une hauteur de près de 3 centimètres. En admettant que la glande prît un volume assez considérable pour permettre un refoulement aussi prononcé, le pilier postérieur y mettrait obstacle. Quand l'amygdale, par son excès de volume, envahit les régions circonvoisines, elle a beaucoup plus de tendance à se développer vers des régions déclives, où rien ne gêne son évolution, qu'à remonter vers les parties supérieures. Nous croyons donc que l'opinion d'Itard sur l'oblitération mécanique de l'orifice guttural de la trompe est en contradiction avec les données anatomiques. C'est assez dire que nous ne pouvons pas l'admettre; mais quant à l'idée qu'une inflammation concomitante, de celles qui peuvent atteindre l'amygdale, détermine le boursouflement de la muqueuse qui tapisse l'intérieur de la trompe au point de diminuer, d'effacer même le calibre de ce conduit, nous trouvons que cette opinion est éminemment rationnelle, et que M. Kramer a eu grand tort de la combattre, surtout en se fondant sur la possibilité d'introduire une sonde dans ce conduit. Où donc M. Kramer a-t-il

puisé cette singulière idée que, parce qu'il y a possibilité
d'introduire une sonde dans des conduits tapissés par une
muqueuse que l'inflammation tuméfie, il n'y a point obturation du canal muqueux? Les faits les plus vulgaires nous
instruisent suffisamment à cet égard. Faut-il donc rappeler
que, dans le coryza, le boursouflement de la muqueuse suffit
pour empêcher le passage de l'air dans des conduits bien
autrement vastes que la trompe d'Eustachi, et que, même
dans le degré le plus intense de cette affection, une sonde,
fût-elle d'un assez fort volume, peut toujours pénétrer facilement dans les fosses nasales? Faut-il rappeler que la muqueuse
urétrale enflammée suffit pour s'opposer au passage de l'urine,
et que ce conduit s'ouvre devant une sonde bien dirigée?
Est-ce que le canal lacrymo-nasal oblitéré par le gonflement
inflammatoire de sa muqueuse se refuse au cathétérisme
inféro-supérieur par la sonde de Gensoul ou de Laforêt, encore
qu'il fasse obstacle à l'écoulement des larmes? L'argument
tiré de la possibilité du cathétérisme contre l'existence d'une
obturation inflammatoire de la trompe n'a donc pour nous
aucune valeur, et se trouve en contradiction formelle avec des
faits rigoureusement démontrés.

Il en est de même de l'oblitération que nous avons appelée
catarrhale. Des mucosités plus ou moins tenaces peuvent
obstruer, de manière à l'empêcher de remplir ses usages phy-
siologiques, tel conduit qui se laisse facilement traverser par
une sonde.

Toutefois, nous l'avouerons, ce sujet réclame de nouvelles études, car il est bien entendu pour nous que la
surdité amygdalienne non seulement coexiste avec l'inflammation aiguë ou chronique des amygdales, mais encore qu'elle
coïncide également avec la simple hypertrophie de ces glandes.
Or, si l'amygdalite rend compte de l'oblitération inflammatoire des trompes, l'hypertrophie n'est plus dans le même
cas. Nous avons constaté la surdité amygdalienne aussi bien
dans le cas d'hypertrophie que dans le cas d'inflammation. Il
faut donc qu'il y ait entre l'accroissement de volume de

l'amygdale et la surdité une relation dont le mécanisme n'est pas encore bien connu. C'est là un sujet d'étude aussi curieux qu'intéressant.

3° Influence sur l'appareil olfactif.

La présence d'amygdales volumineuses en contribuant, d'une part, à une sorte d'arrêt de développement des cavités nasales, et, d'autre part, à l'empêchement du passage d'une colonne d'air suffisante dans ces cavités, explique, et de reste, la difficulté de la perception des odeurs.

4° Influence sur l'appareil de la gustation.

Il n'est pas difficile de comprendre non plus comment l'hypertrophie des amygdales détermine l'affaiblissement du sens du goût quand, d'une part, on sait qu'elle diminue et qu'elle abolit presque la fonction du sens de l'odorat, qui est indispensable pour l'exercice de la sensibilité gustative, et quand, d'une autre part, on se rappelle que pendant le sommeil, toujours, et pendant la veille, souvent, les sujets atteints d'hypertrophie amygdalienne ont la bouche béante, ce qui amène nécessairement la dessiccation de la muqueuse linguale, et, par là, une difficulté nouvelle et très grande pour l'exercice de la fonction du goût.

Il ne faut point omettre de noter l'influence que l'imperfection des fonctions gustatives exerce sur l'état de la digestion, et, à cet égard, nous devons y voir une des causes de la dyspepsie amygdalienne.

5° Influence de l'hypertrophie des amygdales sur les fonctions cérébrales.

Le volume considérable que peut acquérir, en certains cas, l'amygdale hypertrophiée dans la partie latérale et supérieure du cou, région où se trouvent des vaisseaux importants, les uns allant au cerveau, les autres en revenant, explique comment l'organe encéphalique peut éprouver quelque influence, sinon par voie directe, du moins par l'intermédiaire de modifications apportées dans sa circulation. Ainsi nous ne serions pas éloigné de croire qu'une compression s'exerçant sur la veine jugulaire interne n'apportât ainsi quelque gêne dans la circulation cérébrale. Ce qu'il y a de certain, c'est que chez un assez bon nombre de sujets atteints d'hypertrophie des amygdales nous avons constaté des phénomènes qui semblaient se lier au genre de causes dont il vient d'être parlé.

Les troubles fonctionnels dont il s'agit sont : la céphalalgie, l'insomnie ou l'agitation pendant le sommeil, la torpeur, l'inertie, l'obtusion de l'intelligence, l'inaptitude au travail, et enfin une sorte de névrose caractérisée par les préoccupations du malade au sujet de son affection, en un mot, une véritable névropathie pharyngienne allant jusqu'à l'hypochondrie.

A l'appui de ce que nous venons de dire, nous rapporterons l'observation suivante, relative à un jeune malade chez lequel l'hyperesthésie pharyngienne et l'hypochondrie ont été portées à un très haut degré.

OBSERVATION. — *Ablation d'une amygdale sur laquelle des tentatives avaient déjà été faites avec un résultat insuffisant. — Accidents assez graves dus à cette hypertrophie.*

Le jeune R..., âgé de seize ans et demi, a été déjà opéré deux fois pour l'hypertrophie des amygdales : une première fois il y a neuf ans, une autre fois il y a cinq ans. Dans les deux cas l'ablation a été incomplète ; les inconvénients nombreux déterminés chez ce jeune homme par l'hypertrophie amygdalienne ont un peu diminué, mais ils sont toujours nombreux et assez graves. Il faut qu'il en soit ainsi pour que les parents se soient décidés à réclamer une troisième opération, qui a été faite le 23 août 1853 en présence et avec l'assistance de MM. les docteurs Hignard, médecin de la famille, Mahot et Pâtoureau ; mais nous devons revenir sur les antécédents et sur l'état actuel du malade.

L'hypertrophie date des premières années de la vie; elle a eu pour effet jusqu'ici, ou du moins il a semblé qu'on devait lui attribuer :

1° Une agitation insolite pendant le sommeil, agitation qui consiste en un mouvement alterne incessant, par suite duquel la tête vient battre contre les côtés du lit ; 2° une surdité incomplète, mais dont la relation avec l'hypertrophie est tellement certaine, qu'aujourd'hui où l'amygdale gauche persiste encore avec un volume assez considérable, la surdité existe d'une manière très marquée a gauche, tandis qu'elle n'existe presque plus du côté droit, où l'amygdale a été beaucoup plus amoindrie par les opérations antérieures.

2° Rétrécissement tellement prononcé des fosses nasales, que c'est à peine si l'air peut passer par la gauche, qui est presque oblitérée, comme elle l'est quand il y a polype.

3° Ganglion cervical induré à gauche à la hauteur de l'amygdale hypertrophiée et n'ayant pas de connexion, ou du moins de continuité avec elle.

4° Voix tellement altérée que l'on est frappé du caractère qu'elle présente aussitôt que le jeune garçon parle.

5° La poitrine est peu développée, mais ne présente pas un relief médian très marqué.

6° L'état intellectuel et moral offre des bizarreries qui ont frappé les parents et les inquiètent. Pas d'aptitude au travail; les parents sont très intelligents et même distingués. Aucun des autres enfants de la même famille (il y en a cinq) ne présente cette sorte d'arrêt de développement.

7° Il y a une espèce d'état permanent de névropathie ou, si l'on veut, d'hyperesthésie pharyngienne telle, que cet enfant ne peut rien supporter dans cette région. On le touche avec une solution légère de nitrate d'argent, et il déclare qu'il a éprouvé des douleurs atroces, qu'il préfère l'opération et qu'il ne laissera plus mettre la solution. On lui fait de simples frictions avec la pommade iodée sur les régions sous-maxillaires latérales, et il se plaint presque aussi vivement.

On ne peut donc conserver l'espoir d'obtenir la guérison dans une situation vraiment difficile que par une nouvelle opération, qui sera le complément des deux opérations précédentes.

En somme, ce qui touche chez cet enfant à la question de ses amygdales le préoccupe d'une manière tout à fait insolite pour son âge : il s'occupe d'opérations, s'informe de ceux qui en ont subi, raisonne les chances de réussite, enfin il a un peu de cette préoccupation des hypochondriaques.

Une difficulté se présente. Le toucher fait reconnaître dans les résidus amygdaliens un état d'induration accusant la subinflammation chronique. On est donc à peu près certain que sous l'influence de la phlegmasie chronique les relations de l'amygdale avec les tissus ambiants ne s'établissent plus par un tissu cellulaire lâche, et que dès lors la possibilité d'énucléer est très problématique; de plus, le ganglion induré est-il l'amygdale elle-même? Cette question est écartée par MM. Mahot et Hignard; il y a indépendance des deux objets.

Malgré tout cela, j'essaie l'emploi de l'anneau sur l'amygdale gauche ; on n'y peut songer pour la droite; mais à gauche l'énucléation réussit complétement, et l'amygdale est enlevée avec une collerette muqueuse, preuve certaine de l'énucléation. L'amygdale enlevée est d'un assez bon volume; mais il faut croire qu'il y a tassement ou étranglement, car on est frappé de la grandeur de l'espace, de l'hiatus énorme que laisse l'amygdale enlevée. J'essaie pour la droite le bistouri ; j'en enlève une portion et je laisse le reste

La céphalalgie a été observée chez quelques sujets. Elle consiste plutôt en ce qu'on appelle avoir la tête lourde que

dans des douleurs bien vives. Chez quelques sujets, la pesan-
teur de tête va presque jusqu'à donner lieu à une sorte de con-
gestion cérébrale passive.

Nous avons déjà noté, à l'occasion de la difficulté respiratoire, les troubles qu'apporte dans le sommeil l'espèce de ronflement et de malaise nocturne observé chez beaucoup de
malades. Il est très naturel d'attribuer, dans l'exercice défec-
tueux de la fonction du sommeil, une part à l'état particulier
dans lequel se trouve le cerveau.

Ainsi les troubles du sommeil, chez les sujets à amygdales
hypertrophiées, dépendent donc à la fois de la dyspnée et
d'une sorte de gêne cérébrale. On se rappellera d'ailleurs ce
que nous avons dit de ce mouvement de titubation pendant le
sommeil, mouvement et agitation qui ne peuvent que troubler
notablement le repos de la nuit.

L'hypertrophie amygdalienne arrivée à un degré considérable nous a paru exercer une influence très réelle sur les
fonctions intellectuelles et morales. Un certain nombre de
malades ont éprouvé une sorte de torpeur caractérisée par la
langueur des mouvements, l'indifférence des sujets aux plaisirs de leur âge, la lenteur dans les déterminations, l'inaptitude au travail, qui allait, dans certains cas, jusqu'à une
inertie complète. Cet état s'accompagne presque toujours
d'un air hébété, d'une apparence d'idiotisme, à la production
desquels concourent plusieurs circonstances, telles que la
surdité, une expression particulière de la face, l'habitude
qu'ont les malades de tenir constamment la bouche ouverte, etc. En fait, l'intelligence de ces individus est souvent
assez restreinte, elle n'atteint pas son développement normal.
Pour n'en citer qu'un exemple, nous rappellerons que le
sujet de l'observation 58 n'avait pu, dans l'espace de quatre
années, apprendre à lire couramment. Une circonstance qu'il
faut noter, parce qu'elle ne contribue pas médiocrement à
cette sorte d'arrêt du développement de l'intelligence, c'est
inaptitude au travail. Beaucoup d'enfants sont comme en-
gourdis, inertes, apathiques, et répugnent à toute espèce

d'occupation qui exigerait un effort intellectuel quelconque. Cet état va quelquefois jusqu'à l'abrutissement.

Chez les sujets qui conservent l'intégrité de l'intelligence, il existe, dans certains cas, un découragement résultant de l'obstacle apporté par l'hypertrophie amygdalienne aux actes ordinaires de la vie. Nous avons vu ce découragement porté au plus haut degré chez le sujet de l'observation 99.

Cet ensemble de phénomènes constitue, chez les sujets atteints d'hypertrophie amygdalienne, un état particulier que nous désignerions volontiers sous le nom de crétinisme tonsillaire ou pharyngien, bien qu'il ne soit pas, à beaucoup près, accompagné des désordres constitutionnels que l'on observe chez les crétins (goître pharyngien).

Influence sur le développement général de l'individu.

On conçoit qu'à raison des circonstances précédemment énumérées, le développement général de l'organisme doive subir un contre-coup fâcheux. Le système musculaire, par exemple, ne peut pas acquérir tout le développement dont il est susceptible, puisque l'essoufflement qui survient au moindre exercice ne permet pas à celui qui est atteint de l'hypertrophie des amygdales de donner à son système musculaire cette plénitude d'activité nécessaire pour son évolution complète. Un sujet qui ne peut se livrer au moindre exercice sans être atteint de dyspnée, n'a guère de chance d'acquérir une riche musculature.

Voilà pour ce qui concerne la débilité relative du système musculaire. Du reste, la faiblesse de constitution qui résulte de l'hypertrophie des amygdales se traduit par un ensemble de signes faciles à saisir : ainsi les membres sont grêles, le buste est peu développé, la taille moins élevée, l'habitude générale du corps chétive. On s'aperçoit que le développement général de l'être a été entravé. Chez les jeunes filles, les seins ont un développement moindre relativement à l'âge et à la grandeur du sujet. Il résulte même des remarques que nous

avons faites que si l'hypertrophie des amygdales exerce une
influence sur la configuration de la cage thoracique, elle a
aussi une part d'action sur le développement de la glande
mammaire. A cet égard, nous avons recueilli une observation
très curieuse. Chez une jeune fille qui donnait quelques inquiétudes à sa famille par suite de l'absence presque complète
d'un des seins, pendant que celui du côté opposé avait un
volume à peu près normal, je remarquai l'existence d'une hypertrophie amygdalienne. Ayant dit aux parents que, sans
être parfaitement sûr de l'influence que cette circonstance
pouvait avoir sur le retard éprouvé dans le développement
d'un des seins, je regardais comme une chose utile de pratiquer l'ablation des amygdales, l'opération fut faite, et le rétablissement d'équilibre dans le volume des deux mamelles
suivit l'opération de si près qu'il est bien difficile d'admettre
que ce ne soit là qu'un fait de simple coïncidence. Nous ne
voudrions pas établir sur un petit nombre de faits l'idée d'une
relation entre l'hypertrophie des amygdales et l'arrêt de développement de la mamelle, mais nous avons dû indiquer l'observation dont il vient d'être parlé, ne fût-ce que pour appeler
l'attention des praticiens sur une relation aussi singulière, et
qui n'avait point, que nous sachions, encore été soupçonnée.
Peut-être des observations nouvelles viendront-elles confirmer
ce premier aperçu.

La faiblesse de constitution due à l'hypertrophie des amygdales nous est apparue sous la forme héréditaire dans une famille où le père, la mère et tous les enfants étaient atteints
d'hypertrophie amygdalienne. Tous les individus de cette
famille étaient pâles, faibles et délicats, et si les enfants étaient
déjà chétifs comme héritant d'une mauvaise constitution, il
est évident que, sous l'influence de leur hypertrophie amygdalienne, ils tendaient à le devenir plus encore.

Par contre, nous avons pu reconnaître combien était réelle
l'influence exercée sur la constitution par l'hypertrophie des
amygdales, parce que, dans des familles où un seul enfant
était atteint de cette hypertrophie, nous avons trouvé chez lui

des caractères de débilité que nous n'avons rencontrés chez aucun autre de ses frères et sœurs.

Une circonstance qui, au premier abord, ne paraît pas avoir toute l'importance qu'elle a réellement, c'est celle de la facilité et de l'abondance avec laquelle se produit la sueur chez les sujets atteints d'hypertrophie amygdalienne. Beaucoup d'enfants nous ont été présentés par leurs parents comme ayant une transpiration exagérée par le moindre exercice. Entre autres, il est un cas pour lequel nous avons opéré un enfant qui nous avait été envoyé par un de nos confrères les plus recommandables. La mère de cet enfant nous disait que le simple trajet de sa maison à sa pension le mettait en nage, et devenait pour lui la source de maux de gorge presque continuels. C'est qu'en effet il y a là une cause de maladie fréquente dans l'enfance, par la raison facile à comprendre que cette disposition à entrer en sueur devient journellement l'origine de refroidissements, de suppressions de transpiration qui amènent de nouvelles amygdalites ou diverses phlegmasies de l'appareil respiratoire. Cela survient même d'une manière d'autant plus inévitable que, comme nous l'avons démontré, les individus atteints d'hypertrophie amygdalienne se fatiguant très vite, soit par la débilité de leur système musculaire, soit par la dyspnée qui leur est habituelle, l'immobilité qui résulte d'un repos forcé les surprend le corps étant en sueur.

Chez un grand nombre des enfants dont nous avons recueilli l'observation, nous avons été frappé d'un état de pâleur très notable, circonstance qui indique une hématose imparfaite. Nous avons également remarqué certains indices d'une atonie générale, tels qu'une prostration extrême à l'occasion des indispositions les plus légères, la tendance syncopale dans certains cas, la langueur des fonctions, et quelquefois le prolongement, au delà des limites ordinaires, de ce sommeil des organes génitaux qui est propre à l'enfance.

Chez des jeunes filles de dix-huit à dix-neuf ans, et qui avaient des amygdales énormes, il n'y avait ni la coquetterie naturelle à cet âge, ni aucune particularité qui indiquât l'aptitude aux fonctions génératrices. Il y a donc, suivant nous, possibilité d'un retard de la puberté par l'effet de l'hy·pertrophie amygdalienne.

Toutes ces remarques pourraient paraître minutieuses, mais elles ne sont que l'expression rigoureuse des faits.

Les rapports que nous avons indiqués entre l'hypertrophie des amygdales et les fonctions des organes générateurs se sont traduits d'une manière très prononcée par diverses circonstances relatives à la menstruation. Chez plusieurs jeunes filles l'apparition des règles a semblé retardée d'une manière notable par l'hypertrophie des amygdales, et, d'une autre part, chez plusieurs des jeunes filles atteintes de cette hypertrophie, nous avons remarqué la réapparition de maux de gorge périodiques coïncidant avec l'époque menstruelle.

L'influence que l'hypertrophie des amygdales exerce sur l'appareil générateur nous a donc paru se résumer par une puberté languissante, par l'apparition tardive des règles, par leur insuffisance, par leur facilité à se suspendre pendant des intervalles assez longs, par le développement incomplet des glandes mammaires, par le sommeil plus prolongé du sens génital.

On a remarqué que l'hypertrophie des amygdales était susceptible de disparaître à l'époque de la puberté. Cette remarque a servi de base ou plutôt de prétexte à la conclusion suivante : puisque la puberté amène la résolution des amygdales hyper--trophiées, il faut attendre du temps et des efforts de la nature la guérison spontanée. Il y a là un fait et une conclusion. Le fait n'est point aussi général qu'on l'a pensé, et la conclusion est mauvaise. En admettant que la maladie locale guérisse très bien à la puberté, il y a une chose qui ne guérit pas, c'est l'altération profonde qu'a subie la constitution : celle-ci, en effet, éprouve un contre-coup par suite des entraves apportées, pendant de nombreuses années, à l'exercice des principales fonctions.

Il y a une distinction d'une haute importance à faire dans

la pathologie, entre les maladies qui surviennent pendant la durée de ce que l'on peut appeler les périodes évolutives et celles qu'on observe pendant les périodes stationnaires de la vie, par exemple, dans l'âge adulte ou dans la vieillesse. Les maladies qui se déclarent dans les périodes stationnaires frappent l'homme dans son présent, celles qui surviennent dans les périodes évolutives l'atteignent à la fois dans son présent et dans son avenir.

L'hypertrophie des amygdales n'est, par elle-même, qu'une maladie de bien peu d'importance ; mais si l'on se reporte au tableau que nous avons dressé des nombreux inconvénients qu'elle entraîne, on verra qu'une affection qui a exercé pendant de longues années une influence fâcheuse et déprimante sur les fonctions les plus essentielles à la vie, qui a entravé l'hématose, la digestion, l'action cérébrale, l'action musculaire, doit amoindrir d'une manière désormais irrévocable la force de la constitution. Et pour n'en citer qu'un exemple, nous rappellerons que si la configuration de la cage osseuse thoracique s'est établie d'une manière défectueuse, il ne sera point en notre pouvoir de lui rendre jamais une conformation aussi bonne que celle qu'elle aurait eue sans cela.

L'hypertrophie des amygdales, en retardant la puberté, éloigne le moment de la guérison spontanée. On a donc tort de croire que tout est dit lorsqu'on se contente de cette assertion banale : *la maladie guérira à la puberté*. Elle guérira dans un certain nombre de cas, il est vrai, mais ce nombre a été beaucoup exagéré.

N'est-ce point l'effet d'un grand aveuglement que de prétendre refaire un sang pauvre, une constitution défectueuse avec du fer, du quinquina, l'huile de foie de morue, les bains de mer, etc., tandis qu'il eût été si facile d'arriver d'emblée à ce résultat en ayant recours à temps à une opération simple et sans gravité ?

RELATION DE L'HYPERTROPHIE DES AMYGDALES AVEC DIVERS ÉTATS PATHOLOGIQUES.

Lorsqu'on recherche l'influence que l'hypertrophie des amygdales peut exercer sur la production de certains états pathologiques qu'on voit souvent coïncider avec elle, on ne tarde pas à s'apercevoir qu'il y a ici une question étiologique très difficile à résoudre. En effet, les amygdalites très fré-quentes auxquelles ont été sujets les individus actuellement atteints d'hypertrophie amygdalienne, sont-elles une consé-quence de cette hypertrophie, ou bien l'hypertrophie qu'on observe actuellement est-elle le résultat des nombreuses amyg-dalites qui ont eu lieu à diverses époques? Il est assez difficile de sortir de ce cercle. Toutefois, nous ferons observer que des faits nombreux que nous avons recueillis résulte une coïn-cidence marquée entre l'hypertrophie et l'existence des amyg-dalites; d'autre part, chez un certain nombre d'individus chez lesquels l'hypertrophie avait été constatée depuis un certain temps, nous avons observé la fréquente répétition des maux de gorge, de sorte que, si nous ne pouvons pas préciser l'in-fluence des maux de gorge comme cause productrice de l'hyper-trophie, du moins pouvons-nous dire que, chez les individus à amygdales hypertrophiées, il y a une prédisposition notoire aux amygdalites.

Il est des sujets chez lesquels la vie tout entière, jusqu'à l'époque de l'opération, n'a été, pour ainsi dire, qu'une longue série d'amygdalites survenant pour la moindre cause. Du reste, rien ne sera plus instructif à cet égard pour le lecteur que de faire passer sous ses yeux le relevé textuellement extrait des observations en ce qui touche les précédents des sujets que nous avons opérés :

Observation 6. Gorge habituellement douloureuse, angines très fréquentes.

Observation 15. Récidives d'angines aux changements brus-ques de température.

Observation 16. A eu deux fortes esquinancies dans le cours de cette année.

Observation 21. Souvent des esquinancies.

Observation 24. Maux de gorge fréquemment répétés depuis l'âge de quatorze ans chez un sujet de vingt-sept ans. Depuis cinq mois, douleurs continues dans l'arrière-gorge.

Observation 25. Maux de gorge fréquents.

Observation 30. Maux de gorge fréquents depuis huit mois; depuis deux mois surtout, souffrances continuelles.

Observation 27. Souvent des angines.

Observation 31. Fréquents maux de gorge depuis l'âge de huit ans chez un sujet de vingt et un ans.

Observation 35. Tous les six mois au moins retour d'une angine.

Observation 37. Mal de gorge tous les hivers et très souvent en été.

Observation 46. Maux de gorge tous les hivers. Obligé de garder la chambre pendant plusieurs semaines.

Observation 47. Maux de gorge assez fréquents.

Observation 49. Maux de gorge fréquents.

Observation 67. Douleurs habituelles siégeant à l'arrière-gorge.

Observation 72. Maux de gorge très fréquents.

Enfin, chez plusieurs malades nous avons noté que tous les mois, depuis l'époque de la puberté, il y avait une sorte d'angine menstruelle, puisque l'amygdalite reparaissait à chaque menstruation.

Les abcès de la région amygdalienne, considérés comme accompagnement ou comme conséquence de l'hypertrophie des amygdales, se sont présentés sept à huit fois sur les 102 malades qui ont été soumis à l'ablation simultanée. Ils n'ont point empêché l'exécution du procédé opératoire ; seulement l'amygdale, au lieu de s'énucléer et d'être extraite en une seule masse, se morcelait sous la pression de l'instrument et arrivait au dehors sous forme de lambeaux.

Parmi les sujets opérés pour l'hypertrophie des amygdales

dans un moment où il n'y avait pas actuellement d'abcès, quelques-uns avaient eu à souffrir de cet accident à plusieurs reprises.

Nous devons faire remarquer qu'il est très rare de voir les abcès de l'amygdale se propager à la région cervicale; la demi-capsule que nous avons décrite est très résistante, et elle met évidemment obstacle à la diffusion du pus dans le tissu cellulaire de la région cervicale. Ce serait même une chose assez difficile à démontrer que la transmission du pus provenant de l'abcès de l'amygdale dans le tissu cellulaire du cou. On a cité des cas dans lesquels des abcès provenant de l'amygdale s'étaient propagés jusque sur les côtés du cou et jusque dans la région sus-claviculaire ; mais nous doutons très fort que ces abcès aient eu leur origine dans le tissu même de l'amygdale.

La demi-capsule fibreuse nous paraît être à cet égard une barrière presque infranchissable. Il nous semble très probable que dans les cas où des abcès cervicaux ont été observés offrant les apparences d'une origine amygdalienne, le phlegmon s'était formé, non pas dans l'amygdale elle-même, mais sous l'amygdale, dans le tissu cellulaire lâche interposé entre la demi-capsule fibreuse et les parois propres du pharynx. Toutefois, on conçoit que dans certaines conditions la capsule fibreuse puisse se perforer elle-même par suite d'un travail ulcératif auquel donnerait lieu, soit la configuration de l'abcès, soit la nature de la cause qui le produit. Plusieurs fois, par exemple, nous avons trouvé dans les amygdales des lacunes verticales dont l'orifice libre s'ouvrait à la partie supérieure de la glande, tandis que le cul-de-sac occupait la partie inférieure de l'amygdale. Cette disposition fait comprendre comment du pus retenu dans une lacune ainsi disposée, et ne s'en échappant qu'avec peine, peut devenir la cause d'un travail ulcératif qui donnerait lieu à la perforation de la demi-capsule. On sait, d'autre part, comment les barrières anatomiques peuvent être détruites par certaines natures d'inflammation telles, par exemple, que celle qui tient à la cause syphilitique.

Dans un cas où l'un de nos honorables confrères nous adressa un malade présentant deux fistules latérales du cou dont l'une venait s'ouvrir à peu de distance de la clavicule gauche, nous pensâmes que l'un des meilleurs moyens à employer pour la guérison de ces fistules consistait à ouvrir un libre accès à la suppuration du côté du pharynx, en pratiquant à l'amygdale une large perte de substance. Il nous semblait que l'étroitesse d'orifice de la partie supérieure des trajets fistuleux était la principale cause de leur persistance. Le résultat de notre opération a paru donner raison à cette manière de voir. Ce qu'il y a de certain, c'est qu'après l'ablation de l'amygdale gauche les deux fistules cervicales qui avaient résisté à une foule de moyens employés sans succès par des chirurgiens habiles, se cicatrisèrent d'une manière définitive à la suite de l'opération dont nous avons parlé. C'est avec notre honorable confrère, M. le docteur Lesaulnier, que nous avons eu l'occasion d'observer ce fait très curieux.

Parmi les inconvénients qui sont la conséquence des phlegmasies répétées auxquelles dispose l'hypertrophie de l'amygdale, il faut noter le resserrement des mâchoires qui, dans l'état aigu, devient quelquefois assez prononcé pour qu'on éprouve beaucoup de difficulté à faire ouvrir la bouche et à examiner le fond de la gorge. Il est vrai que ces difficultés ne nous arrêtent plus depuis que nous faisons usage de notre dilatateur annulaire qui nous a permis, dans tous les cas où nous en avons fait la tentative, de faire ouvrir la bouche à un degré suffisant pour pratiquer l'ablation des amygdales dans l'état aigu.

Nous n'hésitons pas à croire, d'après des observations qui toutefois ne sont pas très nombreuses, que chez quelques sujets l'amygdale ne soit comprimée par les tissus ambiants de manière à présenter une condensation ou tassement de son tissu. Ceci mérite explication : Dans des cas où nous avions enlevé des amygdales enchatonnées, nous avons été surpris de voir que l'amygdale devenue libre semblait prendre un volume plus considérable que celui qu'elle offrait à l'exploration avant que l'ablation fût faite. Nous n'avons pu nous rendre compte de cette singularité qu'en admettant que le tissu de l'amygdale tenu à l'état de condensation, tant qu'il était en place, s'était en quelque sorte épanoui aussitôt que l'incision avait fait cesser la compression.

Adénite cervicale. — Nous avons vu fréquemment l'hypertrophie des amygdales coexister avec l'engorgement des ganglions lymphatiques des parties latérales du cou. Lorsqu'on examine un sujet qui présente simultanément l'hypertrophie des amygdales et l'engorgement des ganglions cervicaux, il est assez difficile de déterminer la part que prend, comme cause de l'engorgement, la maladie de l'amygdale. Nous n'avons considéré cette relation comme n'étant suffisamment démontrée que dans les trois circonstances que voici :

1° Quand l'amygdale n'étant malade que d'un côté, il n'y avait d'engorgement cervical que de ce côté.

2° Quand l'ablation des amygdales ayant été faite, l'adénite cervicale s'était complétement dissipée au bout de quelque temps, ce qui semble prouver qu'il y avait un rapport de cause à effet entre les deux affections. Chez trois malades, deux hommes et une femme, j'ai opéré dans des cas d'inflammation aiguë avec engorgement ganglionnaire sous-maxillaire contigu à l'amygdale malade. Dans ces trois cas, l'opération a déterminé la fonte de l'engorgement ganglionnaire concomitant.

3° Enfin, dans le cas où un seul ganglion engorgé existait juste à la hauteur de l'amygdale malade. Ce ganglion, qui a une direction à peu près horizontale, nous a paru, d'après un grand nombre d'observations, avoir une relation plus intime qu'aucun autre ganglion avec l'état de l'amygdale. Si l'on arrivait jamais à désigner les ganglions par le nom des organes dont ils sont plus spécialement les aboutissants, celui-là porterait le nom de *ganglion amygdalien.*

Nous avons vu dans un seul cas l'engorgement des amygdales coïncider avec l'engorgement syphilitique des ganglions postéro-cervicaux. Voici dans quelle circonstance.

Observation. — *Amygdalite syphilitique.* — Levis (Antoine), vingt et un ans, journalier, rue de Reuilly, 4, entré le 8 avril 1851, n° 7, salle Saint-François. Ce malade porte à la partie latérale droite du col une tumeur qui paraît due à l'engorgement subaigu des ganglions placés sous le sterno-mastoïdien. Pas de syphilides. On explore la bouche, et l'on trouve l'amygdale droite très gonflée et rugueuse. Cette inflammation considérable peut être la cause de l'adénite. M. Chassaignac se décide à l'ablation des amygdales.

11 avril. Ablation simultanée des amygdales par le procédé décrit.

15 avril. La tumeur du col paraît en voie de résolution. Le malade sort de l'hôpital le 18 avril.

Ce malade rentre à l'hôpital le 26 avec un engorgement considérable des ganglions cervicaux supérieurs, de ceux surtout qui paraissent subjacents au sterno-mastoïdien. Les ganglions du côté droit forment une tumeur allongée qui soulève ce muscle et se dégage même un peu de lui en débordant son bord antérieur au-dessous duquel la tumeur s'engage. A gauche, les ganglions sont moins engorgés ; ils forment une tumeur oblongue qui a la forme d'un chapelet, et s'étend depuis l'apophyse mastoïde jusqu'à la moitié de la hauteur du sterno-mastoïdien. Les ganglions sus-claviculaires sont pris du côté droit ; mais à gauche ils sont complétement exempts d'engorgement.

28 avril. On trouve une éruption générale à la surface du corps, et quoique le malade, récemment marié, se défende d'avoir jamais eu de chancres, l'éruption a tous les caractères des syphilides pustuleuses dans beaucoup de points, papuleuses dans d'autres. (2 pilules de Sédillot ; iodure de potassium.)

28 mai. L'engorgement des ganglions a considérablement diminué. La tumeur ganglionnaire droite, qui soulevait fortement le sterno-mastoïdien, ne fait plus qu'une saillie à peine marquée. Le malade sort de l'hôpital complétement guéri.

Les stigmates du cou résultant d'abcès consécutifs à l'engorgement ganglionnaire par maladie de l'amygdale doivent encore être rangés parmi les conséquences fâcheuses de l'hypertrophie amygdalienne.

Si dans la plupart des cas l'adénite cervicale s'est dissipée sous l'influence de l'ablation des amygdales, il en est un dans lequel, au contraire, l'opération a paru provoquer ou précipiter la marche suppurative de l'adénite ; c'est ce qui eut lieu chez un malade qui avait présenté des ganglions engorgés à la région latérale gauche du cou. Une incision livra issue au liquide purulent et sanguin, et le lavage aidant, on obtint une réunion primitive complète.

Il y a un point très difficile à déterminer, c'est celui de savoir si, quand un sujet se présente avec un accroissement anormal de volume des amygdales, on a affaire chez lui à une hypertrophie pure et simple, ou bien à un état chronique sub-inflammatoire de l'amygdale. C'est là une question qui nous a beaucoup occupé. Les caractères différentiels de ces deux cas sont difficiles à préciser. Voici les seuls qui nous aient paru pouvoir être indiqués, du moins jusqu'à présent.

1° Dans l'accroissement de volume par inflammation chronique, l'amygdale est douloureuse à la pression, et elle ne l'est pas dans l'hypertrophie simple.

2° Dans l'inflammation chronique l'amygdale est légèrement œdémateuse.

3° Dans l'amygdalite chronique il y a constamment engorgement concomitant des ganglions cervicaux. Cet engorgement n'est pas nécessairement lié à l'hypertrophie simple. Du reste, il faut bien prendre garde que les effets de l'hypertrophie pure et de la subinflammation chronique ne peuvent pas être toujours facilement isolés, puisque nous avons dit que dans l'hypertrophie on observe souvent des accidents inflammatoires, tels qu'abcès, angines, etc.

COMPLICATIONS DE L'HYPERTROPHIE DES AMYGDALES.

Il est une complication de l'hypertrophie des amygdales que nous n'avons rencontrée qu'une seule fois sur les cent deux cas qui ont servi de base à ce mémoire ; mais nous ne devons pas omettre de la signaler, parce qu'elle nous a paru donner lieu à quelques considérations pratiques d'une importance réelle. Nous voulons parler de la présence de polypes des fosses nasales chez les individus qui ont les amygdales hypertrophiées. Dans un cas de ce genre, on doit se demander laquelle de ces deux opérations doit être faite la première, ou de l'extraction du polype, ou de l'ablation des amygdales. Si nous avions un parti à prendre dans une semblable question, nous dirions que celle des deux opérations qui doit précéder l'autre, c'est l'extraction du polype, et voici pourquoi :

Sur le sujet qui présentait les deux affections simultanément, nous commençâmes par l'ablation des amygdales. L'opération fut suivie d'hémorrhagie, et les circonstances qui l'accompagnèrent ne nous permettent pas de douter qu'elle ne fût la conséquence de la présence du polype nasal. Nous croyons donc que pour éviter à l'avenir cet accident, il y a lieu d'établir ce précepte qui veut que, quand il existe à la fois des polypes du nez et une hypertrophie des amygdales, on doive se débarrasser d'abord du polype, et n'opérer les amygdales que consécutivement.

Voici l'observation dans laquelle nous avons vu l'hypertrophie amygdalienne se compliquer de la présence d'un polype dans les fosses nasales.

Bouvrey (Pierre), menuisier, âgé de trente-huit ans, demeurant rue de Charonne, 27, est entré le 12 juillet 1852 (salle Saint-François, 32).

Depuis six à huit mois le malade sent ses fosses nasales s'oblitérer de plus en plus, et il respire habituellement par la bouche. De temps à autre il y a des maux de gorge; mais jamais ils n'ont été assez violents, malgré une hypertrophie considérable des amygdales, pour mettre obstacle à la respiration par la bouche. On se rend parfaitement compte de ce fait par le développement en largeur du pharynx chez ce malade. L'inspection des fosses nasales fait découvrir dans chacune d'elles des polypes muqueux. La santé générale du malade n'est pas notablement altérée; seulement le besoin de respirer n'est jamais complétement satisfait; de sorte qu'il y a un état de malaise constant. On pratique l'ablation des amygdales, qui sont fermes, résistantes, parcourues par des tractus fibreux assez épais, et dans le tissu desquelles il s'était déjà fait quelques exhalations sanguines.

Le 14, à la suite de l'opération il y a eu une hémorrhagie abondante qui a été d'autant plus difficile à arrêter que le malade se trouvait dans des conditions tout à fait spéciales. En effet, l'oblitération des fosses nasales le forçant à respirer par la bouche, il était pour ainsi dire impossible de porter de la glace à l'entrée du pharynx sans que le malade fût pris de suffocation. D'un autre côté, les mouvements de déglutition ayant fait tomber une quantité de sang assez considérable dans le tube digestif, des vomissements survinrent, pendant lesquels l'hémorrhagie fut encore plus abondante. Toutefois, elle cessa au moment où l'interne se préparait à enlever les polypes pour pouvoir agir localement sans courir le danger d'asphyxier le malade. D'après la nature et la marche des accidents, il devient bien évident que dans des cas analogues, et dans celui-ci en particulier, c'est aux fosses nasales qu'il eût fallu s'attaquer tout d'abord. Le passage de l'air une fois assuré, il devient alors possible d'agir de toutes les manières sur l'hémorrhagie. Le malade se trouve un peu affaibli ; il y a de la fréquence du pouls. — Pilules de ratanhia, bouillons.

Le 15, pas de nouvelles hémorrhagies ; la fièvre a cessé et le malade demande à manger. — Bouillon et potages.

Notes de M. Letellier. — Sur les amygdales de ce malade, la surface muqueuse de l'amygdale est à peu près à l'état normal, sauf quelques points où elle offre une coloration lie de vin.

La surface profonde, celle qui est en contact avec l'aponévrose du constricteur supérieur du pharynx, est formée par un *tissu fibreux n'offrant aucune perforation*, de sorte que le stylet introduit dans les lacunes de l'amygdale se trouve arrêté par cette lame fibreuse. Chez ce malade, il y a donc eu énucléation et non section du parenchyme ; il y a eu une hémorrhagie. L'hémorrhagie coïnciderait-elle avec des ablations complètes qui compromettraient non plus des vaisseaux de l'amygdale, mais des vaisseaux pharyngés sous-amygdalins ?

Le parenchyme tonsillaire est ferme, résistant ; il se laisse difficilement diviser ; il est parcouru par des tractus fibreux, blanchâtres, offrant par places une grande épaisseur. Dans quelques lacunes se trouvent des mucosités granulées et épaissies. Le tissu glanduleux propre est fortement injecté ; il offre tous les intermédiaires entre la simple injection et l'hémorrhagie, c'est-à-dire qu'il y a des points tellement colorés qu'il n'est pas bien certain que le sang ne se soit pas échappé de ses vaisseaux. Il est positif que, dans deux points du moins, le sang est réellement extravasé. (Sont-ce de petites ruptures ou apoplexies traumatiques dues au procédé d'ablation qui écrase un peu en séparant?)

Le 21, extraction des polypes ; la plus grande quantité de ces masses muqueuses a surtout été retirée de la fosse nasale du côté gauche, qui est très développée, et dans laquelle la pince à polypes manœuvre avec la plus grande facilité, tandis qu'elle est presque complétement arrêtée à l'entrée de la narine droite. Il y a probablement chez ce malade une déviation du cartilage de la cloison.

Le 22, la respiration, qui hier se faisait librement à travers les fosses nasales, est beaucoup plus gênée ce matin ; cela tient-il à ce qu'il reste encore quelques fragments de polypes ou bien à ce que la muqueuse est devenue le siége d'un gonflement inflammatoire ?

Quelque temps après sa sortie de l'hôpital, le malade est revenu nous voir. Le rétablissement des fonctions pharyngiennes et nasales était complet.

Si dans le but d'arrêter fortement l'attention sur les nombreux inconvénients de l'hypertrophie des amygdales nous voulions les réunir comme en un tableau, nous les résumerions ainsi : brièveté de l'haleine, développement incomplet avec déformation du thorax, essoufflement qui, en s'opposant aux jeux de l'enfance, nuit au développement des forces et du système musculaire ; facilité à entrer en sueur au moindre exercice, ce qui est l'origine de nombreuses phlegmasies de la gorge et des organes respiratoires ; fétidité d'haleine, sécheresse de la langue, empâtement de la bouche, endolorissement habituel de la gorge, dysphagie, état dyspeptique par suite des hypersécrétions pharyngiennes, qui quelquefois sont purulentes ; chronicité des ophthalmies, surdité plus ou moins complète, altération des facultés olfactives et gustatives, digestions imparfaites, sommeil pénible accompagné de ronflements, torpeur générale et obtusion de l'intelligence allant jusqu'à produire une sorte de crétinisme tonsillaire par suite du goître pharyngien représenté par les amygdales ; puberté languissante, retard de développement des mamelles, troubles de la menstruation, prédisposition permanente aux maux de gorge, suppuration à l'intérieur du pharynx et à l'extérieur du cou, adénite cervicale, stigmates à la région du cou.

Que cette longue série de désordres de toute nature n'ait pas frappé plus vivement qu'elle ne l'a fait l'attention des médecins, c'est ce qu'on ne saurait expliquer qu'en admettant que les choses qui s'observent le plus mal sont celles que nous avons sans cesse sous les yeux.

<hr>

TRAITEMENT.

Il est une série d'études préalables qui doivent être faites par le chirurgien aussitôt que la question opératoire est posée, soit par le médecin du malade, soit par les parents. Il ne s'agit pas, en effet, de décider légèrement que cette opération sera faite. Il faut examiner auparavant les questions d'opportunité, l'état général et local du sujet.

Relativement à l'état général, il importe de savoir si l'individu est sujet à des hémorrhagies, ou si dans sa famille cet

accident n'aurait pas été observé comme ayant un caractère
diathésique. On sait, en effet, que plusieurs individus appartenant à une même famille ont présenté quelquefois une disposition hémorrhagique particulière, de telle sorte que la
moindre solution de continuité devenait l'occasion de pertes
de sang abondantes. Dans le cas où l'on aurait lieu de soupçonner une pareille disposition, il conviendrait de s'éclairer définitivement sur son existence avant de se décider à opérer. On
pourrait, dans ce but, tâter en quelque sorte la prédisposition
hémorrhagique, soit en pratiquant une piqûre sur telle ou
telle partie du corps, soit en appliquant une sangsue de manière à pouvoir observer la somme d'écoulement sanguin
qu'entraînerait une si faible cause d'hémorrhagie.

Si l'on retirait de ces diverses explorations la preuve qu'on
a affaire à une tendance hémorrhagique constatée, on devrait
ou s'abstenir de l'opération et traiter par des moyens cautéri-
sateurs, ou préparer la constitution du sujet par l'usage des
moyens astringents, tels que la ratanhia; et dans tous les cas,
on doit se pourvoir au moment de l'opération de tous les
moyens propres à maîtriser une hémorrhagie; ces moyens
seront indiqués plus loin.

Les dispositions générales du sujet doivent encore être étu-
diées sous un autre point de vue, celui de la susceptibilité
nerveuse, de la résistance probable qu'elle pourrait apporter à
l'exécution de la manœuvre opératoire. Nous avons vu des sujets tellement difficiles à cet égard que, si des précautions
particulières n'avaient pas été prises, il eût été à peu près
impossible de pratiquer l'opération. Nous indiquerons, en par-
lant des aides et de la position du malade, les moyens de
dompter ces résistances, qui sont toujours fâcheuses pour le
malade lui-même et compromettantes pour l'opérateur.

Arrivons à l'étude des conditions locales.

1° *Examen du fond de la gorge.* — Il est beaucoup plus
important qu'on ne le pense, de faire un examen très attentif
du fond de la gorge. Dans ce but, nous employons un instrument que nous avons fait construire par un habile fabricant,

M. Mathieu. Cet instrument est d'autant plus utile qu'il sert non seulement pour l'exploration pure et simple de la cavité buccale, mais encore qu'il peut concourir de la manière la plus favorable à l'exécution même du manuel opératoire. Voici la description et le dessin de cet instrument que la plupart des chirurgiens habiles ont déjà adopté dans leur pratique. On facilite singulièrement l'accès de la lumière dans le fond de la gorge, en ayant soin de relever fortement avec les doigts la lèvre supérieure.

Cet instrument se compose d'une large spatule A et d'un

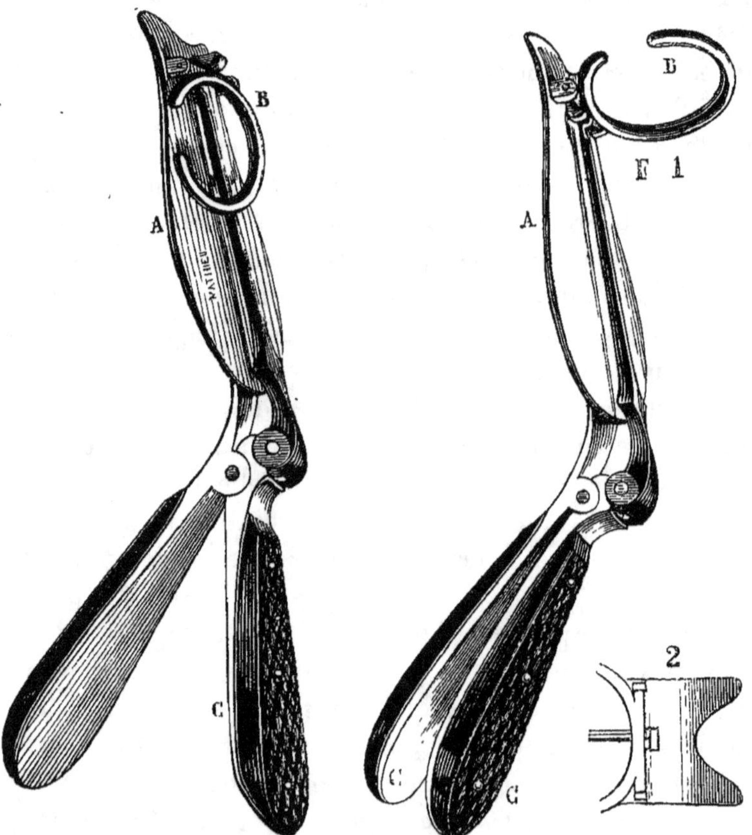

Pl. 1, Dilatateur de la bouche, fermé.   Pl. 2, Dilatateur de la bouche, ouvert.

anneau B, d'abord couché à plat sur le dos de la spatule, et qui s'élève tout à coup sur la face convexe de celle-ci, quand, saisissant les deux manches CC, primitivement écartés, on les rapproche par un mouvement rapide.

La planche 1 repré-
sente l'instrument fermé.
Les deux manches CC
sont écartés et l'anneau B
couché sur la spatule A.

La planche 2 montre
les deux manches CC
rapprochés et l'anneau B
relevé. Ainsi qu'on peut
le voir en consultant les
figures 1 et 2, l'anneau B
présente une solution de
continuité qui a pour
but d'approprier l'instrument à l'opération de l'a-
blation des amygdales
par le tonsillitome de
Fahnestock.

La spatule buccale

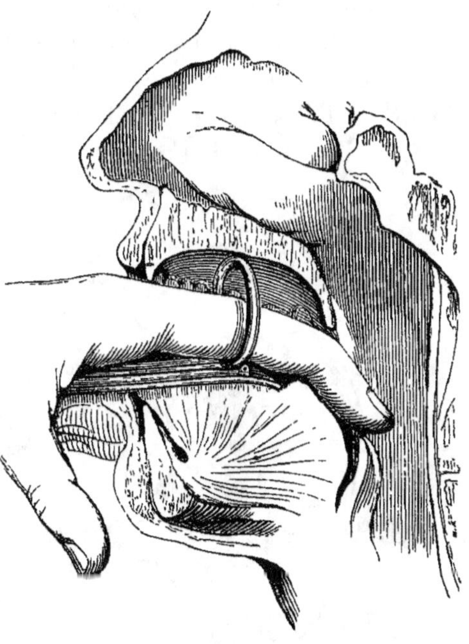

Pl. 3. Dilatateur en place.

est imitée de cette foule d'instruments qui, sous le nom de *speculum oris*, sont connus et employés dans la pratique de temps immémorial. La seule modification qu'on ait fait subir à cette spatule consiste en une échancrure (pl. 2, fig. 2) substi-
tuée à la pointe, plus ou moins aiguë, par laquelle se termi-
nait l'instrument. Pour peu que la spatule fût engagée un peu profondément, le repli médian glosso-épiglottique était froissé douloureusement, au point de susciter chez certains malades une très vive résistance. Il a donc fallu remédier à cet inconvénient par la présence d'une échancrure transversale.

Il est une foule de circonstances dans lesquelles il est très important d'explorer d'une manière particulière l'orifice supérieur du larynx et l'entrée de l'œsophage.

Or on sait que cette exploration expose l'opérateur à avoir

le doigt plus ou moins froissé par les arcades dentaires. L'anneau que présente le dilatateur le protége contre cet inconvénient.

La planche 3 représente une coupe de la cavité buccale sur laquelle on voit le dilatateur en place pendant que le doigt, glissant sur la face convexe de la spatule, atteint] profondément l'orifice supérieur du larynx.

Dans les cas où il s'agirait de reconnaître avec le doigt la

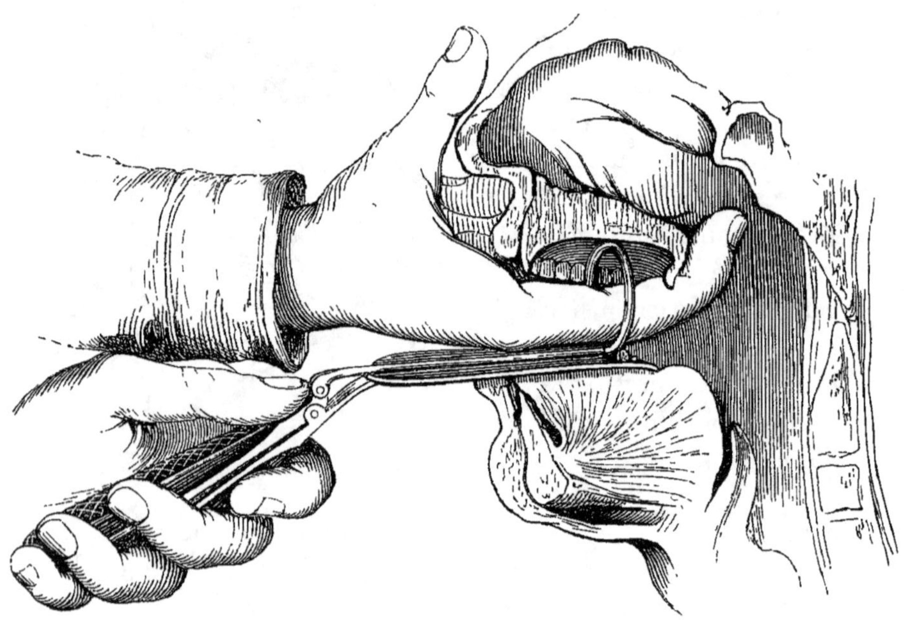

Pl. 4. Autre usage du dilatateur.

présence d'un corps étranger arrêté à la partie supérieure de l'œsophage ou implanté dans la muqueuse ; dans le cas où il s'agirait d'extraire un paquet pséudo-membraneux ou tout autre corps susceptible d'entraver la respiration, surtout s'il y avait un commencement d'asphyxie ou de perte de connaissance, le dilatateur de la bouche pourrait faciliter singulièrement l'opération.

Le même instrument nous a servi à l'exploration avec le doigt de la partie supérieure du pharynx, de l'ouverture postérieure des fosses nasales et de la trompe d'Eustachi.

Dans cette exploration, la pulpe du doigt, retournée en haut, est engagée au-dessous du voile du palais. On peut voir cette manœuvre représentée dans la planche 4.

Enfin, le dilatateur de la bouche peut servir, chez les sujets très indociles ou assoupis par le chloroforme, à faciliter l'amygdalotomie. L'interruption de continuité que présente la partie latérale de l'anneau permet toujours d'introduire le tonsillitome et de retirer facilement le dilatateur aussitôt que celui-ci est en place.

La planche 5 fait voir les deux instruments en position.

Il nous est arrivé de placer, dans certains cas, les deux amygdalotomes en maintenant le dilatateur pendant toute la durée de cette introduction ; mais le plus habituellement, quand un des amygdalotomes a été introduit avec ou sans le secours du dilatateur, l'introduction du second se fait sans difficulté.

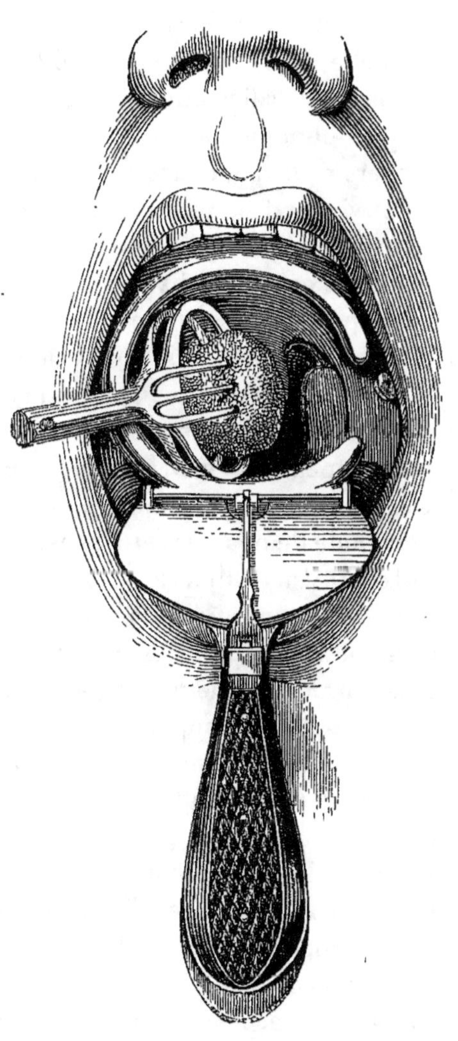

Pl. 5. Le dilatateur et l'amygdalotome en place.

Dans l'emploi du spéculum de la bouche, il importe d'être prévenu d'un fait que j'ai mentionné il y a fort longtemps dans mes cours d'anatomie, et qui consiste dans l'existence de saillies apophysaires contre lesquelles la pression de l'instrument pourrait être très douloureuse. Il faut savoir, en effet, que l'os palatin présente, à la face inférieure de sa lame horizontale et tout près du bord postérieur de cette dernière, une crête que j'appelle l'apophyse unguiculée de l'os palatin, et qui tend à recouvrir l'orifice inférieur du canal palatin. Cette petite apophyse donne lieu à une saillie très marquée, facile à sentir au travers de la muqueuse sur la voûte palatine du cadavre ou du sujet vivant. Elle rend excessivement douloureuses les ulcérations qui siégent sur la muqueuse du palais au niveau du point où existe cette apophyse.

On pourrait objecter que la pression d'un anneau métallique contre la voûte palatine peut causer de vives douleurs au malade ; mais il faut remarquer que c'est le soulèvement produit par la base de la langue qui détermine le degré de pression que l'anneau de l'instrument exerce contre la voûte palatine. Or, un sentiment instinctif bien facile à comprendre empêche le malade de pousser cette pression au delà des limites nécessaires. Il y a, d'ailleurs, à faire remarquer que la muqueuse palatine est organisée pour résister à un effort très puissant. Comparez à ce point de vue la surface supérieure ou nasale et la surface inférieure ou palatine de l'apophyse horizontale de l'os maxillaire supérieur.

La surface supérieure en contact avec la muqueuse nasale est égale et presque lisse ; l'inférieure ou surface palatine présente, au contraire, un certain nombre d'éminences transversales destinées à donner à la muqueuse palatine une grande fixité en rapport avec les frottements énergiques auxquels elle est soumise pendant la mastication.

On conçoit, en effet, qu'une membrane muqueuse qui se trouverait placée entre un os et des corps aussi résistants que ceux qui, souvent, sont pressés contre la voûte palatine, se décollerait avec facilité si elle ne possédait pas un mode de connexion tout particulier.

Quand on soupçonne l'existence d'amygdales en grappe, un très bon mode d'exploration c'est celui qui a lieu par pincement, au moyen d'un doigt introduit dans l'intérieur de la cavité buccale, pendant qu'avec l'autre on presse contre la peau de la région sous-maxillaire latérale, de manière à comprendre entre les doigts toute l'épaisseur de l'amygdale.

L'expérience prouve à ceux qui pratiquent souvent l'ablation des amygdales, qu'on est exposé à de fréquentes illusions sur le volume et la configuration de ces glandes. Quelquefois l'observation, même assez attentive, si elle n'a lieu que par la vue, laisse échapper des circonstances dont il serait important d'être prévenu pour pouvoir faire une bonne opération ; de sorte qu'il est utile de joindre aux autres modes d'exploration les renseignements fournis par le toucher.

Comme on ne saurait être trop bien fixé, avant de commencer l'opération, sur le choix de tel ou tel mode opératoire, il est nécessaire de savoir si l'amygdale s'introduira facilement dans les anneaux de l'instrument de Fahnestock.

Afin d'être complétement édifié sur ce point, j'ai fait construire des anneaux du même diamètre que ceux du tonsillitome, et avec lesquels on peut s'assurer de la possibilité d'engager l'amygdale dans l'instrument définitif. Tous ces moyens pourraient paraître superflus pour une opération peu importante en apparence ; mais nous attachons, pour notre part, un certain prix à ce que le chirurgien ne soit point exposé à commencer une opération qu'il ne peut pas terminer ou qu'il termine mal, ou bien encore qu'il termine d'une manière différente de ce qu'il avait arrêté dans son plan primitif. Ce qui a de l'importance, c'est que le malade ne subisse pas des tentatives multipliées, douloureuses, et qui n'aboutiraient pas : il faut donc se mettre en mesure contre toute éventualité, et, pour cela, avoir fait un examen toujours complet de la cavité buccale.

C'est surtout chez les enfants très jeunes qu'on est exposé à ces illusions, qui consistent à croire qu'on a affaire à des amygdales volumineuses, alors que celles-ci sont tout à fait *plates*. En effet, chez des enfants chez lesquels, à la simple ouverture de la bouche, les amygdales paraissent se toucher

sur la ligne médiane, on est tout surpris de voir, au moment
d'exécuter l'opération, que ces amygdales, en apparence volumineuses, ne peuvent pas s'engager dans les anneaux : on
fait une, deux, trois tentatives sans résultat, et l'on finit par
reconnaître que l'opération est tout bonnement impossible , et
qu'on a affaire à ces amygdales en grappe ou *amygdales plates*
qui consistent en une membrane glanduleuse tapissant le
pharynx dans la fosse amygdalienne. Maintenant, par quel
mécanisme cette illusion peut-elle avoir lieu? C'est par la
combinaison du mouvement rotatoire, déjà indiqué, avec une
contraction très énergique des muscles au moment où l'on fait
ouvrir la bouche de l'enfant. Il faut donc n'accepter de faire
l'opération, surtout chez les enfants, que quand on s'est positivement assuré, par le toucher et par la vue, qu'on a affaire
à des amygdales susceptibles de permettre une bonne opération.

Indications et contre-indications.

Peut-on opérer dans l'amygdalite aiguë?

J'ai acquis, à cet égard, une conviction qui me permet
d'avancer que l'on peut, sans inconvénient, et je dirais même
avec avantage pour les malades, pratiquer l'ablation des
amygdales pendant l'état d'angine ; mais comme cette manière
de voir ne peut pas être acceptée d'emblée, d'après les idées
actuellement existantes, nous ne traiterons pas complétement
la question de l'amygdalotomie pendant l'angine, nous réser-
vant d'y revenir dans la suite. Toutefois, nous ferons à ce
sujet quelques remarques.

La première fois qu'il me vint à la pensée d'appliquer les
instruments d'ablation sur des amygdales enflammées à l'état
aigu, il me sembla que l'intervention de la médecine opératoire, en pareil cas, devait être intempestive, horriblement
douloureuse, à peu près inexécutable, dangereuse, enfin,
dans ce que l'on appelle les suites de l'opération. Je dirai plus,
il me semblait qu'il y avait quelque chose de brutal à soumettre des organes endoloris à une véritable violence.

Je n'y eus donc recours, au commencement, que dans des circonstances purement exceptionnelles, chez des malades qui, depuis longtemps atteints d'hypertrophie des amygdales, étaient venus pour réclamer l'opération, et présentaient éventuellement l'un de ces accès inflammatoires si communs chez les sujets à amygdales hypertrophiées. J'eus lieu d'être surpris des excellents résultats qui furent obtenus, de ce sentiment, pour ainsi dire, instantané de bien-être, de la cessation subite de la fièvre, et, en somme, d'une transformation tellement extraordinaire, que le même individu qui se présentait la veille avec une expression douloureuse de la face, un accablement extrême, une fièvre intense, se trouvait dès le lendemain, pour ainsi dire, complétement guéri.

Ce changement si remarquable me fit conclure qu'il n'y avait pas là de simples phénomènes inflammatoires, mais un état d'étranglement que l'opération levait tout à coup. Maintenant est-ce l'effet de la perte du sang agissant comme moyen antiphlogistique? Je ne sais; mais ce que je puis dire, c'est que, enhardi par des résultats si inattendus, j'osai faire alors pour un certain nombre d'amygdalites aiguës, qu'il y eût ou qu'il n'y eût pas hypertrophie antérieure, l'ablation des amygdales, et c'est une pratique dont mes malades, sans aucune exception, ont eu à se féliciter. Passer d'un état de gêne inexprimable, avec douleurs atroces à chaque déglutition, avec accompagnement possible d'abcès, à un état qui permette au malade de reprendre, dès le lendemain, son train de vie ordinaire, ses occupations ou ses plaisirs, et cela sans que jamais il soit survenu le moindre accident grave, tout cela m'a paru constituer une situation infiniment préférable à celle qui peut résulter des traitements employés jusqu'ici.

Il ne faut donc pas, en pareille matière, écouter des répugnances théoriques ; il ne faut ni s'arrêter sur la question de savoir si c'est par une opération ou par tout autre moyen qu'on arrive à un pareil résultat, ni écouter les suggestions de la peur occasionnée par l'idée d'une opération ; il faut voir

de sang-froid le résultat obtenu, et, s'il est bon, s'incliner de
vant les faits et l'expérience.

Je n'ai plus qu'à ajouter, comme simple proposition, que
l'excision même partielle des amygdales enflammées détermine la cessation immédiate et complète des phénomènes de
l'amygdalite aiguë. Cela est établi par un nombre considérable
de faits. Il y a plus, loin de fuir l'état inflammatoire, je le recherche, surtout dans les cas où les amygdales, n'étant pas
très volumineuses, bien que souvent malades, se présentent
dans des conditions de volume beaucoup plus favorables pour
l'opération au moment où elles sont enflammées.

Nous ne savons quelle modification l'ablation des amygdales
introduit dans l'état de la gorge, mais nous sommes certain
que la susceptibilité de cette partie à contracter des phlegmasies
se modifie du tout au tout après l'ablation des amygdales.
Tout ce qui vient d'être dit pourra paraître empreint d'exagération, non seulement pour des esprits timides, mais encore
pour des esprits sages qui répugnent à admettre qu'à l'occasion d'une maladie, en définitive peu grave, comme l'amygdalite, on aille recourir à une opération chirurgicale, alors que
de simples gargarismes et quelques pédiluves peuvent suffire,
et que l'on prive ainsi l'économie d'un de ses organes, par cela
seul que cet organe est atteint d'une inflammation légère. Nous
n'essaierons pas de combattre par le raisonnement une manière de voir qui semble aussi péremptoirement établie: mais
nous pensons que si les adversaires les plus prononcés de
l'opération en pareil cas étaient témoins quelquefois seulement de ce changement si surprenant et si complet, qui s'observe immédiatement après l'ablation dans l'état aigu, ils se-
raient bientôt fortement ébranlés dans leurs convictions.

Entre la méthode qui consiste à traiter l'amygdalite aiguë
par l'ablation de l'amygdale, et celle qui consiste à pratiquer
la cautérisation abortive par le nitrate d'argent, nous n'hésitons pas à préférer la méthode de l'ablation. Non seulement la
cautérisation a l'inconvénient de ne point mettre un terme définitif aux amygdalites, ainsi que le fait l'ablation, mais elle

expose au danger, quand elle est pratiquée avec le crayon de
nitrate d'argent, de laisser tomber un fragment de celui-ci dans
l'estomac ou dans les voies aériennes, ce qui, dans certains
cas, a causé la mort On a cité aussi des exemples de guérison
d'hypertrophie par la cautérisation au moyen du nitrate d'argent. Ce qui en a imposé dans ces cas, c'est qu'on a attaqué
soit des inflammations aiguës, soit des états subinflamma-
toires de l'amygdale, et l'on a cru ainsi avoir guéri des hypertrophies. Dans le cas d'une véritable hypertrophie, il faudrait,
pour en réduire le volume, faire usage d'un agent de cautérisation plus puissant que ne l'est le nitrate d'argent. Dans une
note intéressante de M. Herpin, je vois que la cautérisation
abortive avec le nitrate d'argent a eu entre ses mains les plus
heureux résultats, et même, suivant l'opinion de notre honorable et savant confrère, cette méthode constitue un traitement préventif contre les maux de gorge auxquels sont si
fréquemment exposés les sujets à amygdales hypertrophiées.

Mais je vois dans le même travail : 1° que M. Rilliet a rapporté un cas dans lequel un fragment de nitrate d'argent tombé
dans le pharynx pendant une cautérisation de cette espèce, a
causé la mort d'un malade ; ceci ne prouve pas l'innocuité de
la méthode ; 2° en ce qui touche la question préventive, je
trouve l'observation d'une jeune fille chez laquelle, malgré des
cautérisations multipliées faites en 1850, il fallut revenir trois
fois à une ou deux cautérisations successives pour de nouvelles
amygdalites ; puis, en mai 1851, une des amygdales entra en
suppuration ; deux jours après, l'autre amygdale perçait à son
tour. Bref, six abcès percèrent consécutivement, et ont été ré-
primés par la cautérisation. De sorte qu'en résumé, malgré
des cautérisations préventives largement faites en 1850, il y a
eu, jusqu'en mai 1851 inclusivement, quatre récidives, dont
une tellement grave, qu'elle a donné lieu à six abcès avec resserrement des mâchoires, et que depuis 1851 trois nouvelles
angines ont encore eu lieu. Or le mémoire se trouve publié en
juin 1852, et rien ne prouve qu'il n'y ait pas eu depuis de
nouvelles rechutes. Ce seul fait, donné dans ses détails, avec

la plus entière bonne foi par notre honorable confrère, et qui
du reste prouve la réalité de son assertion relativement à l'effet
abortif de l'inflammation aiguë, s'élève au contraire fortement
contre ce qu'il a dit de l'action préventive à l'égard des rechutes.

Si chez cette jeune fille l'amygdalotomie eût été pratiquée
dès la première angine, cette longue série de maux de gorge
eût été infailliblement prévenue, et, je dois le déclarer d'après
un nombre considérable de faits, ce traitement n'eût entraîné
aucune conséquence fâcheuse pour la malade.

Voici le texte de la citation dans laquelle M. Herpin attribue
à la cautérisation un effet préventif :

« Ce dernier résultat m'engagea dès lors à essayer de la
» cautérisation comme moyen préventif de l'angine tonsillaire
» chez les malades sujets à de fréquentes récidives. Je remar-
» quai que chez ces personnes les amygdales restaient grosses
» dans les intervalles des atteintes d'angine, quoique ces inter-
» valles fussent parfois assez éloignés, et je pus me con-
» vaincre que la cautérisation, en réduisant le volume de ces
» glandes, finissait presque toujours par prévenir le retour
» des angines. (*Union médicale*, 25 juin 1852. Herpin, *Du traitement abortif des amygdalites aiguës.*)

Plusieurs observations suivantes mériteraient d'être men-
tionnées ici comme exemple, non seulement de l'innocuité de
l'ablation simultanée des amygdales pratiquée dans l'état
aigu, mais encore des résultats avantageux que procure cette
opération :

On a encore proposé les scarifications soit contre l'amygdalite aiguë, soit contre l'hypertrophie ou l'amygdalite chronique; mais tous ces moyens n'ont qu'une efficacité passagère, c'est une cure palliative; on est obligé d'y revenir très
souvent, tandis qu'un résultat définitif est obtenu sur-le champ
par l'ablation. J'ai vu des cas d'amygdalite chronique dans
lesquels l'usage des eaux sulfureuses de Cauterets a produit
des résultats très favorables.

Contre-indications. — Y a-t-il quelque inconvénient attaché
à l'absence des amygdales par suite d'ablation? Telle est la

question qu'on doit nécessairement se poser. Nous savons que quelques auteurs ont résolu cette question dans un sens affirmatif et ont avancé que l'absence des amygdales pouvait avoir des conséquences nuisibles. Pour notre compte, nous déclarons que nous en sommes encore à trouver dans une seule de nos observations la trace d'un inconvénient quelconque. Nous pensons que les craintes exprimées ont été inspirées beaucoup plus par des vues théoriques que par les résultats de l'observation. Nous ne contestons pas qu'il ne soit présumable que l'absence de cet organe lubrifacteur ne devienne une cause de sécheresse de la gorge, et, dès lors, de difficultés dans la déglutition, d'embarras plus ou moins prononcés dans les fonctions du pharynx. Nous avons donc interrogé les malades à ce point de vue, et nous n'avons jamais constaté qu'aucun d'eux se plaignît des inconvénients auxquels il vient d'être fait allusion. Mais, dira-t-on, les amygdales n'ont pas été mises là pour rien. Assurément; mais le prépuce a sans doute aussi son utilité, et cependant, on le supprime avec avantage chez un très grand nombre de sujets.

D'ailleurs, l'expérience est décisive à cet égard. Des malades suivis avec persévérance pendant dix à douze années, n'ont rien présenté qui indiquât une suite fâcheuse quelconque. Loin de là, on a constaté une amélioration notable dans la constitution.

OBSERVATION. — Une demoiselle qui présentait tous les ans, depuis nombre d'années, des amygdalites d'une intensité extrême se terminant toujours par des abcès qui la retenaient au lit quinze jours, et chez laquelle des tentatives d'opérations incomplètes avaient laissé une grande partie des amygdales, je recourus de nouveau à l'ablation qui, cette fois, fut complète et suivie d'une amélioration notable dans la constitution. Depuis cette époque, les maux de gorge violents qui revenaient annuellement ne reparurent plus.

C'est ici le cas de se demander quels sont les effets résultant de l'absence des amygdales, soit quand elle est congénitale, soit quand elle est le résultat d'une ablation.

Je ne sais si l'absence congénitale des amygdales a jamais été observée, mais à l'égard de quelques individus il serait

permis de se poser cette question, tant la fosse amygdalienne
est peu garnie. Eh bien, chez ces individus, aussi bien que
chez ceux qui ont perdu leurs amygdales par l'ablation, je ne
connais aucun inconvénient fonctionnel qui puisse être imputé
à l'absence des amygdales. Il semble étrange, à ne considérer
les choses qu'au point de vue du raisonnement, que la priva-
tion d'un organe aussi bien accusé que l'amygdale puisse avoir
lieu sans se traduire par quelque désordre fonctionnel. Mais
nous ferons remarquer que l'ablation des amygdales est une
opération qui a été exécutée bien des fois, et tant qu'on n'aura
pas démontré qu'elle entraine après elle des inconvénients,
tant qu'on n'aura pas fait connaître ces inconvénients, il n'y a
pas lieu d'attacher une importance quelconque à une hypo-
thèse de la réalité de laquelle on n'a acquis, jusqu'à ce jour,
aucune preuve, malgré les nombreuses occasions qu'on a eues
de la soumettre à l'expérimentation.

Quant à la question de savoir si l'amygdale doit être enlevée
complétement ou en partie, nous ferons remarquer que cette
question se lie à une autre très intéressante, celle de la reproduction possible de l'amygdale, et, par conséquent, de la
récidive de la maladie. Si l'on entend par reproduction de
l'amygdale la régénération du tissu propre de cette glande,
nous dirons que cette prétendue reproduction est un non-sens.
On conçoit que la portion restante de la tonsille amputée
s'hypertrophie, que du tissu cellulaire s'organise et bour-
geonne sous la forme de granulations plus ou moins volumineuses ; on conçoit que, sous l'influence de ce travail répa-
rateur, l'organe acquière, même à la rigueur, des proportions
plus considérables que celles qu'il possédait avant l'opération,
mais qu'il y ait reproduction de l'amygdale comme il peut y
avoir reproduction de certaines parties du corps, telles que
les ongles ou les cheveux, c'est ce qu'on ne saurait dire sans
avancer une absurdité.

Questions préalables relativement à l'opération.

1° Question de l'âge dans l'amygdalotomie.

Il n'y a pour nous aucune limite absolue en tant qu'elle se déduirait de l'âge. Du moment que les amygdales sont un obstacle notable pour le bon exercice de la respiration, pour l'hématose, pour la déglutition, cet obstacle doit disparaître. En effet, où prendrait-on la limite? Est-ce dans la considération de l'acte opératoire et de sa facilité d'exécution? Serait-ce dans la crainte de dangers plus grands, auxquels exposerait d'une manière spéciale un plus jeune âge? Comme possibilité opératoire, il n'est assurément pas plus difficile d'enlever les amygdales au plus jeune enfant que de pratiquer la staphyloraphie. Comme dangers consécutifs, celui, par exemple, de l'hémorrhagie, il faut plus de surveillance, mais il n'est point un obstacle absolu. Combien on a tort de ne pas pratiquer de meilleure heure l'amygdalotomie chez un grand nombre de jeunes sujets! Nous croyons que l'on préviendrait ainsi l'aggravation par l'hypertrophie amygdalienne de beaucoup de maladies de l'enfance; on débarrasserait ainsi la marche du développement général d'une entrave qui lui est excessivement préjudiciable.

Nous partageons donc entièrement la manière de voir de notre honorable collègue, M. Guersant, qui est d'avis d'abaisser considérablement la limite d'âge, se fondant sur ce que de deux à six ans l'hypertrophie des amygdales détermine de fréquents maux de gorge, et quand ceux-ci se compliquent de la production de pseudo-membranes, la suffocation est beaucoup plus prompte que chez les enfants à amygdales non hypertrophiées. M. Guersant a pratiqué l'opération sur un enfant âgé de dix-huit mois.

Les difficultés d'exécution ont été considérablement aplanies par l'usage de ces amygdalotomes à anneaux plus petits, tels que ceux qu'a fait construire M. Guersant, et par l'emploi de notre dilatateur de la bouche. Quant à la crainte des hémorrhagies, au moyen d'une surveillance particulière, du collier de glace dans un sac de baudruche, et, au besoin, du perchlorure de fer, on parviendrait à se rendre maître de ces accidents.

Il est une question d'une haute importance sur laquelle l'opérateur a besoin d'être fixé s'il ne veut pas opérer au gré du hasard, et s'il tient à savoir sérieusement et complétement ce qu'il fait; or, on ne possède à cet égard aucune règle de conduite établie, du moins si l'on consulte, soit ce qui a été écrit jusqu'à ce moment, soit la pratique des différents chirurgiens. Cette question est celle-ci :

Doit-on pratiquer l'ablation complète de l'amygdale ou simplement son excision partielle? En d'autres termes, l'énucléation ou l'excision?

C'est désormais par ces termes que nous désignerons les résultats opératoires. Nous ferons connaître tout d'abord notre manière de voir; nous indiquerons ensuite sur quoi elle est fondée. Nous espérons prouver, dans cette partie de notre travail, que le choix du procédé opératoire et de l'espèce d'instruments à employer doit se déduire de l'idée qu'on se fait du caractère de l'opération.

Nous pensons que l'on doit tendre à opérer par énucléation; que la résection est un pis-aller à la rigueur acceptable, mais qui ne doit pas être recherché à dessein; que l'ébarbement est tout bonnement une opération manquée, et qu'enfin l'excision est, dans bien des cas, une opération à refaire.

Avantages de l'énucléation. — L'énucléation ou ablation complète a pour avantages : 1° de juger la question d'une manière définitive et à toujours; 2° de débarrasser le malade de tous les inconvénients au nom desquels l'opération avait été réclamée; 3° de ne pas laisser subsister une partie de ces inconvénients avec chance d'une opération ultérieure aggravée dans ses difficultés; car, sans savoir au juste à quoi cela tient, et c'est une question sur laquelle nous reviendrons plus tard, les secondes opérations, en fait d'amygdales, sont toujours plus difficiles qu'une première opération; 4° l'énucléation laisse une plaie beaucoup plus petite et beaucoup moins exposée aux exsudations couenneuses que celle de l'excision; 5° elle expose moins aux hémorrhagies.

Sur les 102 cas d'ablation simultanée recueillis depuis le 24 juillet 1850, nous avons eu 11 cas d'hémorrhagie, dont aucun, nous devons le dire, n'a eu de suites fâcheuses. Eh bien, sur ces 11 cas, un seul a coïncidé avec l'énucléation, tandis que tous les autres ont eu lieu après l'excision.

Il ne nous reste donc, pour notre part, aucun doute sur la prééminence de l'énucléation, et c'est même pour cela que nous préférons de beaucoup l'instrument de Fahnestock au bistouri, toutes les fois, bien entendu, que l'application de l'amygdalotome est possible. Or, il faut savoir qu'elle est presque toujours possible. On peut considérer comme tout à fait théorique tout ce qui a été dit sur l'obstacle que l'excès de volume des amygdales pourrait opposer à leur introduction dans les anneaux; car nous avons acquis la preuve que des amygdales pesant 7 grammes et demi et 8 grammes (c'est le poids des plus volumineuses que l'on puisse rencontrer) n'ont opposé aucun obstacle à la pénétration dans des anneaux de 36 millimètres de diamètre.

L'observation suivante sera rapportée comme renfermant un exemple d'énucléation complète des deux glandes.

OBSERVATION. — *Opération d'amygdalotomie.* — Anne-Marie Berson, âgée de seize ans, fleuriste, entre le 3o décembre 1852 à l'hôpital Saint-Antoine, salle Sainte-Marthe, n° 6. Cette jeune fille, de taille moyenne, se porte habituellement bien. Comme maladies antérieures, elle signale seulement la scarlatine, dont elle fut atteinte à l'âge de cinq ans, et la varicelle; dans son enfance aussi elle offrit quelques signes de l'affection scrofuleuse consistant principalement dans l'état croûteux des narines et le gonflement de la lèvre supérieure. La menstruation s'établit avec quelques difficultés vers treize ans, et depuis elle n'a cessé d'être régulière.

L'affection des amygdales, chez cette personne, remonte à une époque éloignée. Toute sa vie, elle fut sujette à des maux de gorge qui, d'ailleurs, ont toujours cédé à l'emploi de simples pédiluves après une durée de quelques jours à un septénaire. Admise à l'hôpital Saint-Antoine pour y être traitée d'un gonflement de la région mastoïdienne, elle fut prise, la nuit qui suivit son entrée, d'accidents nouveaux d'amygdalite, tels que rougeur et tuméfac-

tion des glandes rendant la déglutition difficile, avec altération dans le timbre
de la voix, etc., ce qui engagea M. Chassaignac à proposer l'excision des
amygdales. Elle fut pratiquée le 1er janvier 1853, à l'aide de deux amygdalotomes introduits en même temps dans l'isthme du gosier, et qui permirent
d'enlever presque simultanément les deux glandes. L'opération fut exécutée
de la manière la plus heureuse ; le sang, rejeté abondamment d'abord, cessa
bientôt de couler, puis ne reparut plus.

Le 2, malaise général, douleur assez vive à la partie postérieure et inférieure
du poumon gauche avec oppression. La percussion et l'auscultation, toutefois, fournissent des signes négatifs. 4 ventouses sur le point douloureux.
Looch.

Le 3 au matin, plus de douleur ; la malade a reposé toute la nuit. Sa voix
n'a pas recouvré son timbre normal. Dans la soirée, la malade se lève et s'expose au froid ; aussitôt, douleur à la partie latérale gauche du poumon avec
oppression, sans qu'il soit possible de reconnaître par une exploration attentive de la poitrine si c'est le poumon ou la plèvre qui est le siége d'un travail
phlegmasique. Julep. Sirop de morphine.

Le 4, amélioration considérable ; on n'observe plus d'accidents du côté du
thorax. L'arrière-bouche n'offre plus qu'une légère rougeur ; quelques signes
d'embarras gastrique se manifestent, inappétence ; langue couverte d'un enduit
blanchâtre. Huile de ricin, et le lendemain, bouteille d'eau de Sedlitz.

· Quelques selles produisent un soulagement complet ; un peu de céphalalgie, qui persistait depuis plusieurs jours, est combattue par pédiluves.

La malade sort le 7 de l'hôpital, entièrement délivrée de son incommodité.
Les amygdales enlevées présentent une coloration gris-jaunâtre, leur volume
est celui d'une petite noix, elles offrent l'exagération de la forme naturelle,
leur surface présente de petites ecchymoses superficiellement situées et qu'on
retrouve, au moyen de coupes, sous la muqueuse qui tapisse la cavité des follicules dont la réunion compose l'amygdale. Le tissu de ces glandes, d'ailleurs,
assez friable, présente la coloration jaunâtre de la surface. Examinées en intro-
duisant l'extrémité d'un stylet dans l'intérieur des follicules, on peut s'assurer
que le fond des cavités folliculaires se trouve compris dans la portion enlevée,
preuve certaine que la totalité de la glande a été excisée.

Appareil instrumental pour l'ablation des amygdales.

L'appareil instrumental destiné à l'ablation des amygdales
n'est pas très compliqué, mais il renferme plusieurs instruments sur lesquels il est utile de s'arrêter un instant, parce
que leur mode de construction influe d'une façon notable sur
les résultats du mécanisme opératoire. Ceux de ces instruments sur lesquels nous avons quelque chose à dire sont :

l'amygdalotome de Fahnestock, le bistouri de Blandin, et la pince à griffes latérales de M. Robert.

L'amygdalotome de Fahnestock, dans sa simplicité primitive, est un instrument fort ingénieux, mais en même temps très imparfait, et donnant lieu à de nombreux inconvénients inhérents à chacun de ses vices de construction. Nous aurons l'occasion de revenir snr ces divers inconvénients; mais jusque-là, et pour faire bien comprendre le sens des modifications que nous avons apportées à l'instrument de Fahnestock, nous lui adresserons les reproches suivants : 1° il laisse échapper l'amygdale, soit en déchirant son tissu au moment où on le met en place, soit en ne la retenant plus au moment où elle vient d'être coupée; 2° rien n'indique à l'opérateur le degré précis où l'on doit s'arrêter quand on attire, au moyen de la fourchette, l'amygdale dans l'intérieur de l'anneau; 3° la fin de la section de l'amygdale se fait dans des conditions où l'instrument agit avec le moins de force, et cela précisément à un moment où cette force est le plus nécessaire; 4° l'amygdale n'est pas assez solidement embrochée, et la fourche tend à la saisir trop près de sa surface libre; 5° l'anneau tranchant, vers la fin de sa course, ne se dégageant pas dans une assez grande étendue, on est exposé à produire l'arrachement de la muqueuse.

Voilà donc les inconvénients qu'il s'agissait d'éviter par un mode de construction qui fût plus en harmonie avec les besoins de la pratique. L'amygdalotome que nous avons fait construire diffère des instruments du même genre par les caractères que voici :

1° Fig. 1. L'écartement de la fourche a été gradué au moyen d'une vis ou régulateur A, qu'on a fait placer sur la tige B, qui supporte la fourche C. L'instrument de Fahnestock n'offrait aucun moyen de graduer à volonté l'étendue dans laquelle on peut faire saillir l'amygdale à travers l'anneau. Au moyen de la vis indiquée, on peut donner à ce temps de l'opération toute la précision nécessaire, en réglant à l'avance le degré d'écartement de la fourche pour chaque cas particulier.

2° Fig. 2. La forme du talon de la fourche a été modifiée de manière à assurer sa bonne implantation dans le tissu de l'amygdale.

Il arrive souvent qu'au moment de pousser la fourche pour embrocher l'amygdale, la main de l'opérateur fait subir à cette fourche, et sans le vouloir, un double mouvement, l'un de propulsion, l'autre de bascule. Il résulte de ce dernier mouvement que l'amygdale, au lieu d'être embrochée au ras de l'anneau, est saisie par un point trop rapproché de sa surface libre. Alors il arrive de deux choses l'une : ou bien les divisions de la broche, n'étant recouvertes que par de trop petites épaisseurs de tissu, déchirent ces dernières, ce qui rend illusoire l'usage de la fourchette; ou bien il arrive, quand l'anneau tranchant est mis en jeu, qu'il n'enlève qu'une partie insuffisante de l'amygdale et se borne à l'ébarber.

Pour éviter cet inconvénient, le talon de la fourche a été disposé en manière de demi-coquille D qui oblige le mouvement de propulsion à se combiner avec un mouvement de pression contre l'anneau.

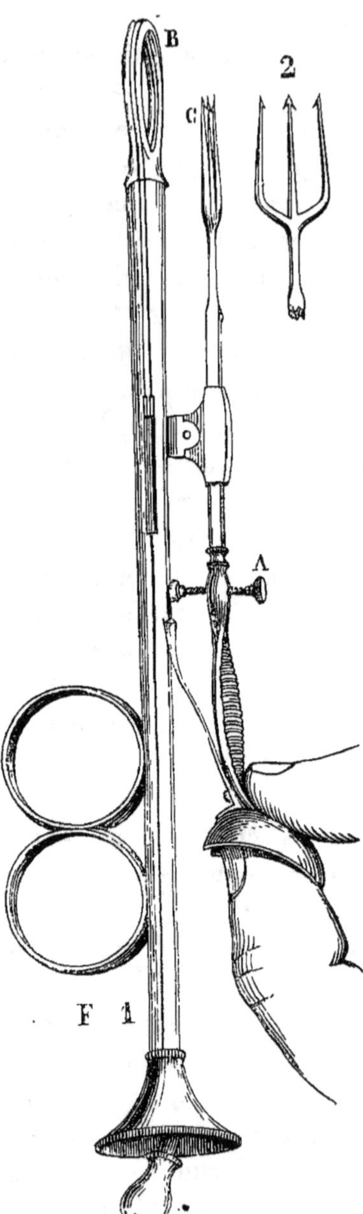

Pl. G. Amygdalotome de M. Chassaignac.

3° On ajoute un pavillon F à la tige de l'instrument.

Il faut que le mouvement d'extension du pouce par lequel l'anneau tranchant est mis en jeu jouisse de toute sa force et de toute son étendue. Or, avec l'instrument de Fahnestock primitif, le mouvement d'extension du pouce était épuisé avant que la section du pédicule de la glande fût complète; et il est à noter que la résistance que fait éprouver le tissu de l'amygdale n'est à aucun moment plus forte qu'à la fin même de la section. On est alors obligé de s'y reprendre, ce qui est fâcheux, attendu que ce moment est aussi celui qui est le plus douloureux.

Afin de parer à cet inconvénient, on a reporté de près de 2 centimètres en arrière le point d'appui que prend la pulpe du pouce. Cela s'est fait par l'addition d'un petit infundibulum F qui engaîne la tige de l'instrument.

4° Configuration de la fourche.

Elle doit être armée de trois branches, parce que, dans les cas où le tissu de l'amygdale est friable, deux branches, et à plus forte raison une seule, déchirent ce tissu, ce qui fait manquer l'opération. Les extrémités de chacune des divisions de la fourche doivent être disposées en forme de fer de flèche, ce qui contribue encore à mieux fixer l'amygdale. Pour les deux branches latérales, on a adopté une très bonne modification due à M. Guersant, et qui consiste à supprimer la demi-flèche qui expose à blesser la langue et à y enferrer l'instrument. Cette disposition est représentée dans la figure 2 de la planche 2.

5° On a assuré un dégagement suffisant de l'anneau sécateur. Pour prévenir la déchirure de la muqueuse au moment où la section va se terminer, ce qui oblige quelquefois à arracher l'instrument de force par suite de l'engagement d'un lambeau de muqueuse dans la coulisse des anneaux, l'amygdalotome a été modifié de manière à permettre à l'anneau tranchant de se dégager dans une plus grande étendue.

6° Pour prévenir un mouvement de rotation par suite duquel le manche se dévisse quelquefois sur la tige qu'il supporte, on a fait fixer par une petite traverse le manche sur sa tige.

Ces détails sont sans doute bien longs, mais comme il n'est pas un des inconvénients signalés qui n'ait été observé; comme, d'une autre part, plus l'opération est simple, plus il est nécessaire que le chirurgien l'accomplisse sans hésitation, nous n'avons pas cru qu'il fût possible d'entourer de trop de précautions le manuel opératoire, dans le but de rendre l'action chirurgicale toujours sûre et décisive en pareil cas.

Quand on veut substituer à l'instrument de Fahnestoch, dans l'amygdalotomie, l'emploi du bistouri, c'est à celui qu'on a désigné sou le nom de *bistouri de Blandin* qu'il convient de recourir. Ce bistouri est terminé par un bouton, circonstance qui préserve de tout danger les parois du pharynx; mais comme ce bouton est peu volumineux, il arrive quelquefois que dans les mouvements de va-et-vient qu'on imprime à la lame du bistouri, il s'engage et s'encapuchonne, en quelque sorte, dans les lacunes mêmes de l'amygdale; la glande une fois liée ainsi avec l'extrémité de l'instrument, participe alors à tous les mouvements qui lui sont imprimés par l'opérateur et échappe à la section. C'est dans le but de prévenir cet inconvénient que j'ai fait construire un bistouri qui, au lieu de présenter un simple bouton, se termine du côté du tranchant par une lentille mousse s'élevant à angle droit, de telle sorte que, quand cette espèce de crochet est une fois engagé en arrière de l'amygdale, on ne court pas le risque que l'extrémité du bistouri puisse jamais se perdre dans le tissu de la

Pl. 7. Bistouri de
M. Chassaignac.   glande, il la ramène sans cesse au-devant de lui.

J'ai trouvé, en outre, beaucoup plus avantageux de rendre convexe toute la portion de tranchant qui sert à la section de la glande.

On peut employer encore comme moyen d'ablation des amygdales, quand elles sont pédiculées, l'instrument dont je fais
un fréquent usage en chirurgie, sous le nom d'*écraseur linéaire*
ou de serre-nœud à ligature métallique articulée, instrument
au moyen duquel j'ai fait l'application de ma méthode d'écrasement linéaire aux polypes du rectum, à ceux de l'utérus,
aux lipômes pédiculés, aux hémorrhoïdes, à l'amputation de la
langue et aux chutes du rectum. C'est un moyen à peu près
sûr d'éviter toute hémorrhagie et d'opérer à sec.

Il existe un procédé de M. Soupart dans lequel on pédicu-
lise l'amygdale avant d'en opérer la section.

De l'emploi des anesthésiques dans l'amygdalotomie.

C'était une chose très désirable en chirurgie pratique que
de faire participer aux bienfaits de l'anesthésie les malades qui
ont à subir l'ablation des amygdales.

Quelque rapide et simplifiée que soit cette opération, il est
à considérer que, par cela seul qu'il y a opération, tout ce qui
peut calmer les appréhensions du malade est d'une utilité
réelle ; mais il faut surtout avoir égard à ceci, que la plus
grande partie des sujets étant des enfants, c'est leur épargner,
à eux et à leurs parents, des moments fort pénibles, que d'arriver à pratiquer cette opération sans qu'ils s'en doutent.

L'amygdalotomie simultanée pouvait seule permettre de
satisfaire à ces indications et de concilier la double exigeance
de l'intégrité du passage de l'air et de l'anesthésie.

Les objections qui ont été élevées contre l'anesthésie pendant les opérations sanglantes pratiquées sur le fond de la
gorge sont les suivantes :

1° L'ablation des amygdales pendant l'anesthésie peut
causer l'asphyxie par la pénétration du sang dans les bronches
chez un sujet dont la spontanéité est enchaînée, disons plus,
presque éteinte par le chloroforme.

2° Il peut survenir des hémorrhagies qui passent inaperçues
par suite de déglutition involontaire du liquide sanguin pen-

dant l'état d'engourdissement qui succède à la période de collapsus.

3° La difficulté de maintenir l'anesthésie, à cause de l'attouchement nécessaire du fond de la gorge avec les instruments et aussi par suite de ce que, la bouche du malade devant être ouverte pour l'opération, l'air pénètre sans mélange dans cette cavité, et prépare ainsi la fin de l'anesthésie.

4° La position horizontale commandée par la prudence au point de vue anesthésique, mais qui a l'inconvénient de rendre plus difficile le manuel des opérations pratiquées au fond de la gorge, est encore une contre-indication à l'emploi du chloroforme.

5° L'ablation simultanée est si prompte, si sûre et si peu douloureuse, qu'il semble superflu de chercher les moyens d'appliquer le chloroforme en pareil cas.

Toutes ces raisons, que le praticien sait comprendre, ne peuvent pas être appréciées par certains malades, que la seule idée d'une opération met hors d'eux-mêmes, et qui ne veulent pas entendre parler d'une douleur, si courte et si passagère qu'elle soit, du moment qu'elle est occasionnée par les instruments du chirurgien.

Fallait-il cependant abandonner ce genre de malades aux conséquences de leur pusillanimité? Ne valait-il pas mieux chercher quelque combinaison propre à faire tomber leur dernière objection, en les admettant au bénéfice de l'anesthésie dépouillée des inconvénients et des dangers qu'elle présente dans certains cas?

Parmi les raisons qu'on peut avoir de recourir au chloroforme pour l'ablation simultanée, il faut noter encore, non-seulement l'effroi qu'inspire aux enfants l'idée d'une opération, mais aussi la facilité avec laquelle on détermine chez eux l'assoupissement par l'emploi des anesthésiques, et le peu de danger que présente l'anesthésie à cette époque de la vie. Voici maintenant le plan que nous avons adopté pour résoudre le problème de l'emploi des anesthésiques dans l'amygdalotomie.

Si pendant l'état anesthésique on peut parvenir, disons-
nous, à installer deux amygdalotomes, un sur chaque amygdale, et à traverser tout d'abord chacune d'elles avec la petite
fourche de l'instrument, ce qui produit à peine quelques gouttes
de sang; si dans cet état de choses on attend le moment où quelques manifestations spontanées indiquent un réveil très pro-
chain, on pourra, en faisant alors la section simultanée avec
la rapidité d'exécution propre à ce *modus faciendi*, enlever les
deux amygdales avant le retour des perceptions douloureuses,
et cependant, à un moment où déjà le malade est en position
d'expulser le sang qui tombe dans la gorge. Il faut se rappeler
que la tendance à expulser de la cavité buccale les corps
liquides est, pour ainsi dire, une des aptitudes que développe
le chloroforme; car il n'est presque pas de sujets qui, sous
l'influence de cet agent, ne se livrent à une sputation quelquefois très désobligeante pour ceux qui les entourent. A quoi
il faut ajouter que le malade, étant couché horizontalement ou
dans une demi-obliquité, serait incliné sur le côté droit immédiatement après la section des amygdales, dans l'attitude que
prennent spontanément les malades tellement affaiblis qu'ils
ne peuvent s'asseoir pour vomir, dans la position conseillée
pour les asphyxiés par submersion, en vue de faciliter chez
eux l'expulsion des liquides.

Voilà ce qui a été réalisé de point en point chez un malade
de l'hôpital Saint-Antoine, opéré le 23 octobre 1852.

OBSERVATION. — Le malade, âgé de vingt et quelques années, fut conduit à
la salle d'opérations et couché sur le lit, où il fut assoupi au moyen du chloroforme, qui lui était administré à l'aide d'une compresse. Je fais découvrir la
bouche, tout en continuant l'inhalation nasale; glissant alors le dilatateur
entre les arcades dentaires, je le déploie et je le fais tenir par la main d'un
aide; je place ensuite un des amygdalotomes. N'éprouvant alors aucune difficulté dans cette manœuvre, je fais retirer le spéculum et je place le second
amygdalotome aussi facilement que le premier, en ayant soin, pour l'un comme
pour l'autre, de pousser la petite fourche à trois branches, qui doit s'implanter
dans l'amygdale. Cela fait, toute inhalation est immédiatement suspendue; on
commence à réveiller le malade, et aussitôt qu'à des signes non douteux on
s'aperçoit que la connaissance revient, la section s'accomplit en un instant,
et le malade est incliné latéralement dans l'attitude qui a été indiquée. Le sang

prend son cours au dehors; il n'y a ni efforts de toux, ce qui atteste qu'aucune goutte de sang n'a pénétré dans les voies aériennes, ni déglutition involontaire du sang dans l'estomac. Aucun accident n'a signalé les suites de cette opération, qui prouve, suivant nous, que moyennant des précautions, faciles à prendre, on pourra sans danger faire participer aux avantages de l'anesthésie les malades qu'on doit soumettre à l'ablation des amygdales.

J'ai rapporté dans mes recherches cliniques sur le chloroforme des faits propres à me confirmer dans la voie que j'indique : les uns prouvant que le secours des anesthésiques pouvait être impérieusement réclamé pour l'ablation des amygdales; les autres établissant qu'on avait pu y recourir sans suites fâcheuses, même en l'absence des précautions que je conseille et en suivant un *modus faciendi* que je suis tout le premier à considérer comme dangereux. (*Rech. cliniques sur le chloroforme*, Paris, 1853, p. 34.)

Nous admettons donc d'une manière positive l'emploi du chloroforme dans l'ablation des amygdales, mais à la condition que le sujet devra être opéré dans la position horizontale, et que les amygdalotomes étant placés pendant la période d'anesthésie complète, la section n'aura lieu qu'au moment où le malade aura donné des signes positifs du retour de la spontanéité.

Procédés opératoires.

Les procédés opératoires employés pour l'ablation des amygdales se rattachent à deux méthodes: l'une dans laquelle on agit au moyen du bistouri, l'autre dans laquelle on a recours à l'instrument ingénieux de Fahnestock ou à ses dérivés. Comme l'objet de ce travail est l'exposition de la méthode que nous avons introduite dans la pratique sous le nom d'ablation simultanée, et que celle-ci ne peut être mise en usage qu'avec l'instrument de Fahnestock, nous allons procéder à la description du manuel opératoire, en y rattachant les diverses questions afférentes à l'ablation des amygdales.

Préparation à faire subir aux instruments avant d'opérer.

Tous ceux qui ont fait agir des instruments métalliques à

la surface des muqueuses savent que ces membranes, même quand elles sont abondamment enduites de leurs produits naturels de sécrétion, ne permettent pas un glissement facile. D'une autre part, la sensation du froid métallique sur les muqueuses est désagréable. Pour éviter ce double inconvénient, on peut tremper l'instrument dans l'eau chaude et l'enduire d'un peu d'huile avant d'opérer. Le but serait peut-être mieux atteint encore en plongeant l'instrument dans une décoction chaude et épaisse de graine de lin.

Il faut aussi, au moyen du régulateur, donner à la fourchette le degré d'écartement qu'on aura jugé nécessaire d'après le volume de l'amygdale.

Position du malade.

Cette position varie suivant que le malade se soumet à l'opération de bonne volonté, ou que par suite de son âge ou de son indocilité on doive s'attendre de sa part à une résistance plus ou moins vive.

Lorsqu'on a affaire à un sujet adulte ou à un enfant qui se soumet volontairement à l'opération, voici la position que nous regardons comme préférable à toutes les autres : on fait mettre le malade à genoux devant l'opérateur, qui est assis. Cette première attitude étant donnée, on engage le malade à s'asseoir sur ses talons, et on lui fait ouvrir la bouche dans la position légèrement renversée que prend naturellement la tête par suite de l'attitude indiquée.

Cette position a l'avantage de permettre une action très facile des instruments ; de plus elle permet de maîtriser aisément les mouvements du malade, dans le cas où celui-ci, venant à être pris d'une réflexion tardive, tenterait d'opposer quelque résistance à l'action chirurgicale. En effet, il lui est très difficile de se relever une fois que la position dont nous avons parlé a été prise. L'aide qui est placé derrière lui peut, par une simple pression sur les épaules, le maintenir facilement dans cette attitude, pendant qu'un autre aide (car, autant que possible, on ne doit pas faire cette opération sans être entouré de quelques personnes) maintient la tête en la saisissant par ses parties latérales. Lorsque nous avons affaire à un enfant ou à un sujet chez lequel on a quelques motifs de prévoir une violente résistance, nous faisons asseoir un aide grand et fort sur un siége solide; l'enfant est assis sur cet aide, qui vient croiser ses mains au-devant de la poitrine du patient, les bras de celui-ci étant exactement appliqués contre le tronc.

Dans l'un comme dans l'autre cas, on doit appliquer une serviette qui, d'une part, se serre autour de l'extrémité inférieure du cou, et qui, d'autre part, vient se nouer autour de la taille en recouvrant les mains et passant au-dessous des coudes.

Il est des malades chez lesquels l'exaltation nerveuse, en ce qui touche l'opération, est telle, qu'il faut s'attendre, de leur part, à une résistance en quelque sorte désespérée. Quand le tact du chirurgien lui fait pressentir une de ces luttes opératoires où il faut qu'en dernière analyse le but qu'il se propose soit atteint, il agit prudemment en se présentant accompagné du nombre d'aides nécessaire pour que, d'abord toute idée de résistance de la part du malade s'anéantisse par le sentiment d'une impuissance évidente, et pour que, le cas échéant, cette résistance soit domptée de vive force et sur-le-champ. Il est de ces malades chez lesquels la volonté de se laisser opérer semble définitivement acquise; ils conviennent du jour, de l'heure, et semblent tout disposés à s'abandonner aux mains du chirurgien; mais à peine ont-ils aperçu les instruments et voient-ils que le moment décisif est arrivé, que tout d'un coup leur disposition d'esprit change, et que, soit sous l'influence d'une espèce de raptus sanguin vers le cerveau, soit sous l'empire d'une sorte de terreur et d'exaltation nerveuse, ils se débattent avec une violence dont il serait dangereux pour eux-mêmes qu'on ne se rendît pas promptement maître. Si, dans ce cas, le chirurgien ne veut pas subir l'échec moral qui s'attache à toute tentative avortée, s'il ne veut pas s'exposer à une mauvaise opération, il doit être en mesure,

par le nombre et la force de ses aides, de faire tomber à
l'instant même toute résistance.

Les divers temps de l'opération peuvent se résumer ainsi :
1° dilatation de la bouche et introduction de l'amygdalotome ;
2° encastrement de l'amygdale ; 3° fixation de l'amygdale au
moyen de la fourchette ; 4° section de l'amygdale.

On facilite singulièrement l'exploration de la bouche en
recommandant au malade de prononcer la voyelle A pendant
qu'on l'examine. La prononciation d'aucune des autres voyelles
n'est aussi favorable. Quelques-unes même supposent des mouvements par suite desquels la langue se place de manière à
masquer le fond de la gorge.

1° Dilatation de la cavité buccale et de l'isthme du gosier.

Dans les cas les plus simples, le malade, sur la première
invitation qui lui est adressée à cet égard, ouvre la bouche et
se prête assez bien au placement du premier amygdalotome,
sans qu'il y ait besoin d'aucune manœuvre particulière à ce
sujet ; mais, chez les malades indociles, on trouve quelquefois
plus d'un obstacle préliminaire avant d'arriver à placer l'amygdalotome. Chez quelques enfants, par exemple, il y a un tel
rapprochement des mâchoires, qu'il est impossible d'écarter
les rangées dentaires pour glisser l'amygdalotome jusqu'à sa
destination. Dans d'autres cas, l'enfant saisit, comme nous
l'avons vu plusieurs fois, l'instrument entre les dents, au
risque de le briser, et il n'est pas toujours facile de lui faire
lâcher prise. Voici par quel moyen on peut triompher de ces
résistances. Souvent il suffit de pincer les narines du petit
malade pour lui faire ouvrir largement la bouche, et l'on profite
de ce moment pour introduire l'amygdalotome. Ce simple ar-
tifice suffit pour les cas ordinaires ; mais quand la résistance
est plus opiniâtre, ce moyen ne suffit plus, il faut employer
le dilatateur annulaire, qu'on introduit en profitant du moindre
desserrement des rangées dentaires. L'instrument une fois
arrivé dans la cavité buccale, il n'y a pas de résistance qui

puisse lutter contre l'effet dilatateur de cet appareil. Non-seulement on a dû faire ouvrir la bouche, la maintenir béante sans être gêné par les efforts du malade, mais encore est-il nécessaire de se rendre compte de la capacité de l'isthme du gosier, lieu dans lequel doit, en définitive, se passer l'opération.

A cet égard, nous avons fait des recherches qui prouvent que chez une jeune fille de onze ans il a été possible de faire tenir à la fois dans le fond de la gorge deux amygdalotomes et le dilatateur. Si l'on considère que sans violence, sans diduction exagérée, deux amygdalotomes de 36 millimètres de diamètre aux anneaux e t u n spéculum en T, ont pu fonctionner chez un enfant de onze ans, on comprendra que nous ne soyons pas embarrassé de ce qui se passerait chez l'adulte. Nous devons, d'ailleurs, faire observer que ces trois instruments n'ont été maintenus ensemble que dans le but de déterminer, à titre de criterium, la limite de la dilatabilité buccale. En effet, si, pour placer le premier amygdalotome, le dilatateur est quelquefois indispensable, il cesse de l'être aussitôt que l'un des amygdalotomes est placé, la présence de celui-ci étant un auxiliaire très suffisant pour placer le second.

Nous rapporterons l'observation qui va suivre comme spécimen de ce que l'on peut attendre de la dilatation buccale, et comme exemple de la présence simultanée de plusieurs instruments d'un certain volume dans le fond de la bouche.

Observation. — *Ablation simultanée avec emploi du spéculum à tige conservé en position jusqu'au placement des deux amygdalotomes inclusivement.*

Bordillon (Louise-Émilie), onze ans, est amenée à la consultation de l'hôpital Saint-Antoine, le 30 décembre 1852.

Cette jeune fille, qui est atteinte d'hypertrophie chronique des amygdales, offre depuis huit à dix jours une angine tonsillaire à l'état aigu, et compliquée d'abcès de l'amygdale droite.

Elle devra revenir le lendemain pour subir l'ablation des amygdales, après que ses parents auront été prévenus; c'était le 29, elle revient donc le 30. L'abcès s'est ouvert spontanément dans la nuit. Ce matin il y a du soulagement; toutefois, comme l'hypertrophie est ancienne et la récidive des angines fréquente, on se décide à opérer. On se propose d'enlever non-seulement l'amygdale gauche, mais encore celle qui vient d'être le siége de l'abcés ouvert pendant la nuit.

Voici comment je procède : j'introduis d'abord le spéculum à tige, puis ce spéculum étant confié à un aide, je place un des amygdalotomes sur l'amygdale droite, un autre sur l'amygdale gauche, le spéculum restant en place pendant tout le temps qu'exige cette double introduction ; aussitôt qu'elle a eu lieu, je retire le spéculum et je fais la section simultanée.

L'amydale droite est enlevée sous la forme de lambeau déchiqueté, la gauche par énucléation, c'est-à-dire complétement. Elle est dure au toucher, d'un volume assez considérable, et offre à son sommet une petite élévation blanchâtre ; à sa face interne existent neuf ouvertures qui conduisent dans des cellules de capacité variable. En coupant cette amygdale dans plusieurs sens, on trouve répandue dans toute sa substance une quantité considérable de mucus sans foyer principal. Il y a un peu de tissu fibreux.

Cette enfant est revenue à la consultation le lendemain et les jours suivants ; elle est parfaitement bien et n'a éprouvé aucun accident.

Nous devons ajouter que, sans contester l'utilité d'un instrument de moindre volume pour les très jeunes enfants, il nous a toujours été possible, même chez des sujets de trois ans à trois ans et demi, de nous servir des amygdalotomes destinés à l'adulte, et comme on sait que nous plaçons deux de ces amygdalotomes simultanément, on pourra juger par là de l'absence d'obstacles sérieux à l'opération, en tant qu'ils dépendraient d'un défaut d'espace pour le placement et la manœuvre des instruments.

2° Encastrement de l'amygdale dans l'anneau de l'amygdalotome.

Ce temps de l'opération se fait généralement sans grande difficulté, si surtout on a la précaution d'aller engager l'hémisphère de l'anneau au-dessous de ce que nous appelons le lobule de la glande, c'est-à-dire de cette partie acuminée qui descend vers le pharynx. C'est toujours par l'emboîtement de l'hémisphère inférieur de l'anneau qu'il faut commencer. Dans certains cas difficiles j'ai fait concourir à l'introduction de l'amygdale dans l'anneau l'emploi d'une pression latérale exercée à travers la peau dans la région sous-maxillaire correspondant à la tonsille.

3° Fixation de l'amygdale par la fourche.

Une fois que l'amygdale est convenablement engagée dans l'anneau du premier amygdalotome, nous poussons la petite fourche destinée à fixer la glande et à l'amener plus avant encore dans l'intérieur de l'anneau.

De cette manière, le premier amygdalotome est en position stable et prêt à opérer la section, il sert même dans quelques cas comme d'un manche propre à faciliter le placement du second amygdalotome. Celui-ci est alors introduit à son tour; à ce moment, on donne l'autre amygdalotome à tenir, pour se réserver la liberté d'enfoncer la petite fourche du second instrument. Cela fait, on presse sur le manche de la fourche, et l'on accomplit immédiatement la section. On reprend aussitôt des mains de l'aide le premier instrument, et l'on termine sur-le-champ la double opération. L'amygdalotome qu'on introduit le second est donc de cette manière celui qui effectue la première section.

Après l'opération, on fait incliner le malade en avant pour laisser écouler le sang au dehors; on débarrasse le cou de tout ce qui pourrait y causer quelque constriction propre à gêner le retour du sang vers le cœur, et l'on fait gargariser avec un peu d'eau vinaigrée pour favoriser le resserrement des vaisseaux appartenant à l'amygdale.

Une observation très attentive des résultats comparés de l'énucléation des amygdales et de leur résection nous a conduit à quelques remarques, au sujet desquelles nous croyons devoir arrêter l'attention des praticiens.

L'instrument de Fahnestock a, suivant certaines circonstances que nous allons préciser, une double manière d'agir dont il importe d'être prévenu: il fait deux opérations très différentes l'une de l'autre, alors que l'on croirait faire une opération toujours identique avec elle-même.

Tantôt l'instrument procède à l'égard de l'amygdale par section franche, c'est là sa destination avouée; tantôt il procède par arrachement. Voyons dans quelles circonstances. Rappelons-nous d'abord que la construction même de l'instrument suppose toujours que l'action du tranchant a lieu plus encore par pression que par glissement, ce qui déjà est une prédisposition au mode de l'arrachement.

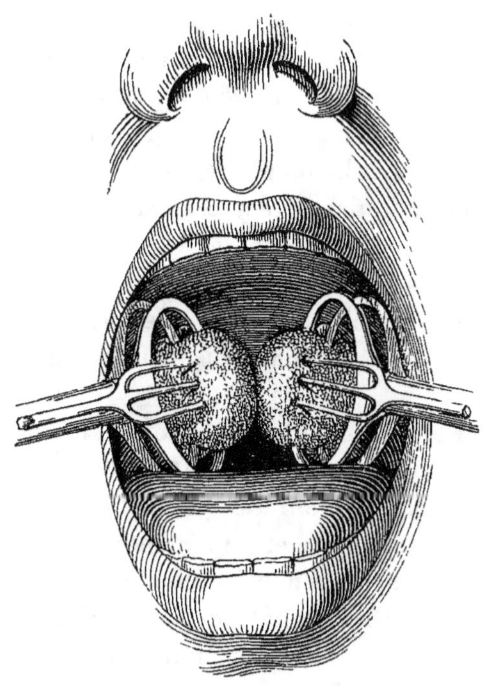

Pl. 8. Action simultanée des deux amygdalotomes.

Mais enfin, si l'amygdale n'est que modérément engagée dans l'anneau, et pas jusqu'à la moitié de son épaisseur; si l'anneau sécateur est bien tranchant, l'instrument produit une coupe nette, il enlève une tranche de l'amygdale, et son mode d'action est celui de la section simple.

Si, au contraire, l'anneau sécateur ne coupe qu'imparfaitement; si, de plus, l'amygdale est attirée dans l'intérieur de l'anneau au delà de la moitié de son épaisseur, alors l'action du sécateur se convertit, avant la section, en une action compressive qui tend à expulser l'amygdale de son chaton avant de la couper, et l'instrument coupant mal, il y a plutôt arrachement que véritable section. On est sûr, par exemple, que dans cette manière d'agir l'ablation de l'amygdale tout entière est accomplie. Ce mode est beaucoup plus douloureux que l'autre, surtout si la main de l'opérateur faiblit, et si le mouvement d'extension du pouce n'a pas d'emblée tout son complément.

On sait que pour beaucoup de chirurgiens la prééminence à donner au bistouri sur l'amygdalotome, ou à l'amygdalotome sur le bistouri, est encore aujourd'hui une question controversable, et sur laquelle on n'est point définitivement fixé. Au milieu du conflit qui existe à cet égard, on courrait grand risque de rester encore longtemps dans l'incertitude. C'est pourtant là un point à l'égard duquel il serait fort utile de savoir à quoi s'en tenir. Examinons un à un les *desiderata* du manuel opératoire, et voyons comment chacune des méthodes y satisfait.

1° Eu égard à l'ablation aussi complète que possible de l'amygdale, l'amygdalotome est de beaucoup supérieur au bistouri ; car, à l'exception de quelques-unes de ces amygdales, tellement mobiles et tellement bien pédiculées que l'énucléation en est extrêmement facile, on peut dire qu'il est à peu près impossible d'enlever l'amygdale d'une manière complète au moyen du bistouri, tandis que cela se fait avec l'amygdalotome.

2° Quant à la lésion du voile du palais et de ses piliers, l'amygdalotome offre toutes les garanties désirables. Le bistouri expose beaucoup plus à ce genre d'accidents.

3° Eu égard à la douleur que cause l'opération, celle que fait subir l'amygdolotome est beaucoup plus rapide ; elle est, pour ainsi dire, instantanée, tandis que celle qui résulte de l'action du bistouri dure, quoi qu'on fasse, un peu plus longtemps.

4° Eu égard à la lésion de l'artère carotide, l'amygdalotome rend cette lésion presque absolument impossible. Il n'en est pas de même pour le bistouri.

5° Eu égard à la nécessité où l'on se trouve de voir d'un bout à l'autre de l'opération le jeu des instruments, le bistouri est soumis à des exigences qui sont loin d'exister au même degré pour l'amygdalotome.

6° Eu égard à l'écoulement du sang pendant l'opération, cet obstacle, avec lequel il importe beaucoup de compter quand on emploie le bistouri, s'annihile complétement avec l'ablation simultanée, pour laquelle l'emploi de l'amygdalotome est tout à fait indispensable.

7° Tout le monde convient que dans une opération qui, par la nature du théâtre sur lequel elle se passe, est aussi anxieuse que l'amygdalotomie, la rapidité d'exécution n'est jamais trop grande et ne saurait être trop recherchée. Il n'y a cet égard aucune comparaison à établir entre le bistouri et l'amygdalotome.

8° Eu égard à la résistance du sujet, l'opérateur est bien autrement indépendant, avec l'amygdalotome, de l'agitation et des mouvements désordonnés du malade, qu'il ne l'est avec le bistouri.

Si du parallèle que nous venons d'établir il ne résulte pas que l'emploi de l'amygdalotome, à titre de méthode générale, l'emporte de beaucoup sur le bistouri, nous avouerons que nous ne savons pas comment on peut, en médecine opératoire, déterminer la valeur des méthodes.

Nous ferons remarquer que, dans l'opération faite avec le bistouri, il est à peu près impossible de pratiquer l'ablation totale. Celle-ci ne s'accomplit d'une manière bien exacte que par l'emploi de l'instrument de Fahnestock. Cela tient à ce que sa manière d'agir consistant à couper par pression, une fois que l'amygdale a pénétré de plus de la moitié de son diamètre dans l'anneau, l'anneau tranchant glisse forcément sur le pédicule de l'amygdale. Cette supériorité de l'amygdalotome sur le bistouri, au point de vue de l'ablation complète, est la cause qui nous fait préférer le premier au second.

Quand on examine avec attention une amygdale qui vient d'être énucléée par ablation complète faite au moyen de l'amyg-

dalotome, on constate certains caractères que voici : On reconnaît d'abord que la muqueuse forme, au pourtour de
l'amygdale enlevée, une sorte de collerette ou frange mobile,
qui devient flottante lorsqu'on plonge l'amygdale dans un liquide. Un autre caractère des amygdales ainsi enlevées par
énucléation, consiste dans l'existence sur la surface profonde
de la demi-capsule amygdalienne dont nous avons déjà parlé.
Enfin, l'exiguïté relative de la plaie d'opération est encore un
caractère de l'ablation complète.

Le tableau suivant, relevé sur nos 102 observations, fera
connaître les cas principaux dans lesquels le résultat dont
nous parlons a été obtenu.

Observation 2. Enucléation avec collerette.

Observation 20. Amygdale droite complétement enlevée.

Observation 30. Une des amygdales a été énucléée; avec elle
une portion de la muqueuse a été enlevée. Il en est résulté une
plaie assez étendue,qui gêne un peu le malade.

Observation 32. Enucléation complète de l'amygdale droite,
qui est très volumineuse et entourée d'une espèce de collerette
muqueuse très apparente, très marquée, surtout en arrière, et
présentant, vers les parties inférieure et postérieure, de 1 à
1 centimètre et demi de longueur.

Observation 43. L'amygdale gauche a été enlevée complétement.

Observation 46. Les deux amygdales sont enlevées complétement avec l'aponévrose ou la demi-gaîne amygdalienne et
la collerette pharyngienne.

Observation 51. Ablation simultanée complète.

Observation 55. Amygdale droite enlevée complétement.

Observation 59. Ablation simultanée complète.

Observation 60. Il y a eu énucléation et non section du
parenchyme.

Observation 73. Enucléation complète à droite; à gauche,
énucléation, mais sans collerette.

Observation 89. L'amygdale gauche moins hypertrophiée,
s'engageant bien dans l'anneau du tonsillitome, fut énucléée.

Observation 91. L'énucléation a été absolument complète ; il n'existe aucune section portant sur le tissu même de la glande. Le résultat est exactement le même que celui d'un arrachement.

Observation 98. L'une des amygdales a été enlevée par énucléation avec la collerette et un hile assez étroit eu égard au volume de l'amygdale.

Observation 99. L'amygdale gauche a été enlevée avec une collerette muqueuse, preuve certaine de l'énucléation.

Observation 100. L'amygdale gauche est extirpée tout entière.

Complications de l'amygdalotomie.

Quand rien n'entrave la marche ordinaire de l'opération, celle-ci se fait avec une extrême simplicité ; mais il est loin d'en être toujours ainsi, et dans certains cas, des surprises de plus d'un genre sont réservées à l'opérateur.

Nous allons examiner ces circonstances sous le nom de complications de l'amygdalotomie. Ces complications se rapportent à trois chefs : *difficultés, imperfections, accidents.*

Difficultés.

Les chirurgiens qui font un fréquent usage de l'instrument de Fahnestock savent que souvent on éprouve d'assez grandes difficultés à engager l'amygdale dans l'anneau de l'instrument.

Ces difficultés tiennent à plusieurs causes, les unes qu'il suffit de mentionner, les autres qui ont besoin d'être mises en lumière. Il en est quatre dont j'ai vu des exemples.

1° *La position trop déclive de l'amygdale.* — Souvent vous voyez des malades qui, au moment de l'examen de l'arrière-bouche, sont pris d'un soulèvement de cœur qui fait remonter les deux amygdales, et les fait apparaître avec un tel degré d'évidence, qu'il semble au premier abord très facile de les engager dans les anneaux. Présente-t-on ceux-ci à l'amygdale, le résultat est négatif.

C'est qu'en pareil cas la position de l'amygdale est habi-

7

tuellement très déclive. La glande ne s'élevait que sous l'influence d'un mouvement de vomiturition; l'hémisphère inférieur des anneaux n'est pas porté assez bas pour s'engager au dessous de l'extrémité inférieure de ces amygdales; l'instrument les refoule latéralement et ne les reçoit point dans son anneau (amygdales plongeantes).

2° *Le volume.* — Il est des amygdales qui sont un peu trop volumineuses pour le diamètre des anneaux. Avec une traction modérée, on parviendrait à les y engager; mais en présentant l'anneau et en exécutant un mouvement de pression, elles s'étalent et sont refoulées. L'érigne à griffes latérales résout cette difficulté.

3° *La forme.* — Quelques amygdales sont trop longues, et cet excès de longueur se produit sous deux formes: 1° la forme en grappe; 2° la forme pédiculée; cette dernière avec prédominance considérable du diamètre vertical.

4° *Les connexions.* — 1° Enchatonnement avec adhérence aux piliers; 2° contraction spasmodique des piliers.

Le principal écueil vient de ce qu'on ne plonge pas l'instrument assez profondément de haut en bas dans l'isthme pour l'engager au-dessous du prolongement lobulé de l'amygdale. Si l'on n'apporte pas à cette partie de l'opération une attention particulière, on éprouve un empêchement qu'on croirait dû au volume trop considérable de la glande, tandis que c'est faute d'avoir, avant toutes choses, commencé par embrasser le lobule de l'organe qui descend au-dessous du point où pénètre la vue. Nous donnerons donc pour précepte, dans cette partie de l'opération, de commencer toujours par engager l'anneau au-dessous du prolongement lobulaire de l'amygdale. Afin de s'éclairer sur le véritable état des choses, il faut aller circonscrire avec le doigt l'extrémité inférieure de la glande et en bien établir la limite. La difficulté d'atteindre cette limite provient de deux causes: d'une part, de ce que dans certains cas le lobule de l'amygdale est trop long; d'autre part, de ce que, chez certains sujets, les amygdales sont placées en contre-bas et pendent, en quelque sorte, dans la cavité du pharynx. Si l'on provoque des efforts de vomissement, elles remontent et viennent apparaître à la hauteur de l'isthme dans la situation qui est normale chez l'immense majorité dés sujets; mais dès qu'elles sont au repos, elles retombent, en quelque sorte, dans le pharynx.

Une autre difficulté provient de l'espèce de tension que présentent, dans certains cas, les piliers du voile du palais, qui, à la manière de deux cordes, refoulent l'amygdale vers la partie latérale externe, tandis que le but de l'opérateur est de l'attirer vers la ligne médiane.

Cette tension des piliers peut provenir de deux causes; tantôt d'un état spasmodique qui se réveille fortement sous l'influence du contact de l'instrument et de l'état moral produit par l'opération; tantôt de l'action même des instruments abaisseurs de la langue, instruments qui, bien que satisfaisant à une indication importante, ont l'inconvénient de tirailler plus ou moins fortement le pilier antérieur qui vient masquer l'amygdale. En effet, le muscle contenu dans l'épaisseur de ce pilier se rend à la partie latérale de la langue.

Dans certains cas, l'amygdale est comme enchatonnée entre les piliers, et cela par suite d'adhérences qui se sont établies antécédemment entre le pilier antérieur du voile et l'amygdale elle-même, sous l'influence d'une inflammation diphthéritique ou ulcéreuse datant d'une époque antérieure. Dans ce cas, le pilier antérieur est largement étendu sur la face antérieure de l'amygdale. Quand cela se présente, le bord interne de ce pilier se rapproche de la ligne médiane à un degré tel qu'il est à peu près impossible que l'amygdale le déborde, et qu'elle puisse entrer dans l'anneau de l'amygdalotome autrement qu'accompagnée d'une partie plus ou moins considérable du pilier antérieur.

M. Guersant a proposé d'employer, pour les cas d'amygdales enchatonnées, un instrument à anneau plus petit, et qui, pour cette raison, peut être engagé par-derrière le pilier antérieur du voile du palais. C'est une modification qui me paraît bonne, et que j'adopte complétement. Aussi la boîte à amygdalotomie dont je me sers renferme-t-elle quatre amygdalotomes, deux du petit modèle et deux dont j'ai donné le diamètre.

Dans certains cas, la difficulté de l'engagement dans l'anneau provient de ce qu'on a affaire à une amygdale en grappe qui avait été prise d'abord pour une amygdale globuleuse, mais qui, en définitive, n'est qu'une espèce de membrane glandulaire très plate. Dans ces cas, qui supposent que l'exploration par pincement, que nous avons conseillée, n'a point été faite, il faut se hâter d'y recourir, et quand on a reconnu ce genre d'obstacle, on ne s'obstine pas mal à propos à continuer des manœuvres qui ne peuvent pas aboutir.

Chez certains malades on s'aperçoit que l'amygdalotome ne peut pas être employé avec avantage, et que le bistouri seul peut satisfaire aux indications.

Lorsque l'amygdale, sans être adhérente au pilier antérieur, présente trop de difficultés à s'engager dans l'anneau, on peut recourir à l'emploi de la pince de M. Robert ; après avoir mis en regard l'anneau et l'amygdale, on attire, au moyen de la pince à griffes latérales, l'amygdale à travers l'anneau, et on la ramène forcément en dedans ; après quoi l'on embroche à coup sûr, et quand on sent l'implantation bonne on abandonne la pince à griffes. J'ai encore employé, dans ce but, une espèce d'agrafe retenue à l'une de ses extrémités par un fil qu'on engage dans l'anneau du tonsillitome, et au moyen duquel on attire l'amygdale dans l'intérieur de l'anneau.

Quelquefois des efforts de vomissement, surtout quand l'estomac renferme des aliments, peuvent faire obstacle à l'exécution du manuel opératoire. A cet égard, nous dirons que l'on doit toujours opérer pendant l'état de vacuité de l'estomac. Toutefois, l'observation que nous allons rapporter prouvera que cette complication des vomissements n'a nullement nui à la facilité et à la rapidité de l'ablation simultanée.

OBSERVATION. — *Ablation simultanée des amygdales.* — Degouy (Adrien), huit ans, rue Traversière-Saint-Antoine, 95. Cet enfant venait depuis quelque temps à la consultation de l'hôpital Saint-Antoine pour les suites d'une tumeur érectile de l'épaule droite, de la dimension d'une pièce d'un franc, et que nous avions détruite par le caustique de Vienne.

La gorge de cet enfant ayant été examinée, on reconnut une hypertrophie considérable des deux amygdales, et leur ablation fut décidée. Elle eut lieu le 12 août 1851, par le procédé que nous pratiquions déjà depuis longtemps, et que nous avons décrit sous le nom d'ablation simultanée.

Il ne présenta rien de remarquable que son excessive rapidité; mais il eut, dans le cas particulier, cet avantage que l'enfant ayant été pris de vomissements au moment où les amygdales étaient engagées dans les anneaux, et bien qu'on ne vit plus rien distinctement au fond de la gorge, qui était remplie d'aliments, l'opération n'en fut nullement entravée. En effet, comme les anneaux une fois placés, rien ne peut faire obstacle à l'exécution du procédé de l'ablation simultanée, avant même que les aliments eussent eu le temps d'être projetés au dehors, les deux amygdales étaient enlevées, et l'enfant rendit à la fois le potage qu'il avait pris et le sang résultant de la section des amygdales.

Le 13 août, l'enfant revient à la consultation; la gorge est complétement nette, il n'y a aucun accident, aucune hémorrhagie.

Les amygdales, examinées après l'ablation, étaient farcies de concrétions caséeuses.

Le tissu de l'amygdale, étant généralement très friable, se morcelle facilement sous les instruments à griffes, qui perdent ainsi toute solidité d'implantation. Le moyen qui nous a paru le plus efficace pour remédier à cet inconvénient consiste à multiplier autant que possible le nombre des pointes de la griffe, et à éviter que ces pointes ne se juxtaposent d'une manière trop serrée, ce qui a pour résultat d'écraser complétement la substance comprise entre les mors.

Quelquefois on éprouve, au moment où l'on va sectionner l'amygdale, une difficulté très grande, qui tient aux concrétions comme pierreuses que renferme la glande. En pareil cas, il faut saisir l'amygdale avec une pince à griffes, l'attirer un peu plus en dedans, et de cette manière le tranchant de l'anneau, venant à tomber sur un point différent, chasse la concrétion vers la ligne médiane, et élude ainsi sa résistance. Nous devons prévoir la possibilité du cas où un corps étranger serait logé dans l'amygdale, ainsi que le prouve un fait mentionné par M. Bouchacourt, et dans lequel on voit qu'un fragment d'os de poulet s'était engagé à travers une des lacunes que présente la glande.

Imperfections.

Lorsque l'opération manque son but, c'est presque toujours faute d'enlever une quantité suffisante de l'amygdale. Cela survient par des causes diverses : tantôt le tissu de l'amygdale est trop friable, il se laisse déchirer par la fourche qui s'en dégage complétement, et alors on retire l'instrument sans ramener aucune portion de la glande; tantôt celle-ci se déchire dans une partie seulement de son épaisseur, et alors on n'enlève qu'une tranche très mince de l'amygdale. Cette espèce d'ébarbement s'observe encore dans les cas où la fourche a été implantée trop près de la superficie, inconvénient qui, du reste, est très rare, grâce à la manière dont nous avons modifié l'instrument.

Dans certains cas, l'amygdale n'est encore sectionnée que d'une manière insuffisante, parce que l'anneau est placé obliquement, lorsqu'on porte le manche de l'instrument trop en dehors. Il importe donc de tenir l'amygdalotome de telle manière qu'il se dirige franchement d'avant en arrière.

Il est un point sur lequel je suis en complet désaccord avec M. Guersant, qui, dans le but d'éviter la blessure du pilier antérieur du voile du palais, propose de porter le manche de l'amygdalotome fortement en dehors. Je dois dire que, dans mon opinion, je ne connais rien de plus propre que cette manœuvre pour faire manquer le but essentiel de l'opération, et pour n'enlever de l'amygdale qu'une portion insuffisante. Je m'attache toujours, au contraire, dans mon manuel opératoire, à tenir le manche de l'instrument le plus près possible de la ligne médiane, ou, tout au moins, dans une direction antéro-postérieure bien franche et sans aucune obliquité.

L'imperfection, qui consiste à manquer l'amygdale ou à ne l'ébarber que d'une manière tout à fait insuffisante, n'a pas, par elle-même, de bien graves inconvénients ; mais ce qui la rend très pénible, c'est qu'à un moment devenu décisif et douloureux il faut revenir à une nouvelle tentative pour saisir l'amygdale, et cela lorsque le sang qui s'écoule dans la gorge masque les parties sur lesquelles on doit agir, et que la surexcitation où se trouve le malade est quelquefois à son paroxysme. Nous ne parlons pas de la petite déception qu'éprouve l'opérateur qui retire avec son instrument une espèce de pellicule, ou qui même n'enlève rien du tout.

Quant à l'imperfection qui consisterait à engager dans l'anneau de l'amygdalotome des parties voisines de l'amygdale, et dont la blessure serait dangereuse, nous devons dire que jamais nous n'avons été témoin d'un pareil genre d'accident. Il y aurait quelques études à faire sur le cadavre pour voir jusqu'où pourrait aller l'exagération d'action de l'instrument.

Dans la discussion qui suivit ma communication à la Société de chirurgie, M. Monod, sans désapprouver le principe de la simultanéité, sous le rapport du *modus faciendi*, s'éleva contre cette méthode, se fondant sur ce que, suivant lui, l'ablation des deux amygdales, dans une même séance, prédispose plus aux hémorrhagies que ne le font les deux opérations faites à des intervalles plus ou moins éloignés.

Cette opinion émise par un praticien aussi consciencieux que M. Monod fut pour moi, non pas un motif de renoncer à l'ablation simultanée, mais du moins d'examiner avec une scrupuleuse attention si l'assertion de notre honorable collègue ne se réaliserait pas. Sur les 102 opérations que j'ai faites depuis, ce qui suppose l'ablation de 204 amygdales, le nombre de cas dans lesquels il y a eu hémorrhagie, peut, j'en suis convaincu, soutenir sans désavantage la comparaison avec les résultats obtenus par toute autre méthode. Je persiste donc plus que jamais dans l'emploi d'un procédé qui rend le manuel de cette opération aussi sûr que rapide.

Accidents.

Parmi les accidents auxquels peut donner lieu l'ablation des amygdales, nous examinerons seulement ici : 1° l'hémor.

rhagie ; 2° la blessure des organes qui avoisinent l'amygdale ;
3° la rupture de l'anneau sécateur.

Hémorrhagie. — L'hémorrhagie s'est présentée à nous dans
11 cas sur 102, et comme elle n'a jamais eu lieu que d'un seul
côté à la fois, elle représente 11 cas sur 204 sections d'amygdales. On voit donc que l'accident n'est pas très fréquent,
puisque nous ne l'avons rencontré que dans un vingtième des
cas environ. Ajoutons à cela que jamais il ne nous a donné
d'inquiétudes réelles, qu'il a toujours été maîtrisé par des
moyens fort simples dans leur application, et qu'il n'a laissé
de suites fâcheuses chez aucun de nos malades. Nous affir-
mons donc, avec une entière conviction, que l'ablation des
amygdales ne peut donner lieu ou n'a donné lieu entre nos
mains à aucun accident sérieux, et que toute préoccupation à
cet égard doit être bannie de l'esprit du praticien.

Toutefois, comme l'hémorrhagie peut devenir une source
d'alarmes pour le malade ou pour ceux qui l'entourent, et
comme, en définitive, si elle n'a entraîné aucun malheur chez
nos opérés, elle ne doit pas moins être l'objet d'une attention
particulière, nous exposerons sur ce point quelques réflexions.

L'hémorrhagie peut être produite par diverses causes, et
nous placerons en première ligne la difficulté de la respiration nasale.

On verra comment nous avons été conduit à reconnaître
l'action de cette cause d'hémorrhagie, et à établir ce précepte
qu'il faut toujours s'assurer de l'état de liberté de la respiration nasale, et faire tout ce qu'il faut pour l'obtenir avant de
recourir à l'ablation. Après l'ablation des amygdales, évitez
tout ce qui peut être une cause de constriction du cou. Chez
un élève de Saint-Cyr qui avait gardé son col militaire, il y
eut hémorrhagie. Un homme se présente à l'hôpital Saint-
Antoine ayant à la fois des polypes du nez et une hypertrophie
d'amygdales ; il y avait donc chez ce malade une double opération à faire. N'étant point encore fixé, comme je le suis
aujourd'hui, sur la nécessité de pourvoir à la respiration nasale, au lieu de m'occuper d'abord du polype, je commence

par l'ablation des amygdales. Celle-ci est suivie d'hémorrhagie, et cette circonstance, réunie à quelques autres remarques que j'avais faites sur les hémorrhagies veineuses, me conduit à penser que l'obturation des fosses nasales n'a point été étrangère à l'accident, et que nous avons eu affaire à une de ces hémorrhagies asphyxiques auxquelles donne lieu une respiration incomplète. Aussi n'hésité-je pas à dire que, dans un cas analogue, je commencerais par extirper les polypes, et je ne ferais qu'ultérieurement l'ablation des amygdales. Nous noterons de plus que l'oblitération forçant le malade à respirer par la bouche, il était presque impossible de porter la glace dans le fond de la gorge sans déterminer de la suffocation.

Ce n'est pas seulement d'un obstacle comme les polypes qu'il faut attendre une diminution dans l'amplitude des narines et dans la liberté de ce que nous appelons la respiration nasale.

Indépendamment de ce que nous avons déjà dit de l'arrêt de développement, qui est une cause de diminution dans l'ampleur des cavités olfactives, il est à remarquer que, chez un grand nombre d'enfants, chez ceux surtout dont le développement général est entravé par l'hypertrophie des amygdales ou par la constitution scrofuleuse, il existe d'une manière habituelle un eczéma du bord de la muqueuse pituitaire et de la peau circonvoisine, eczéma qui rétrécit l'orifice des narines et qui équivaut à une diminution dans le diamètre des cavités nasales. Cet eczéma se guérit très sûrement et très promptement par l'emploi du moyen suivant : on prend une solution de nitrate d'argent à 5 grammes sur 30 grammes d'eau distillée; on imprègne un pinceau de coton ou de charpie, et l'on pratique tous les deux jours l'attouchement des parties eczémateuses avec cette solution. Il suffit habituellement d'une semaine pour amener le résultat voulu. C'est alors qu'on peut procéder à l'opération.

Les cas d'hémorrhagie sont répartis d'une manière sensiblement égale entre les deux sexes, puisque sur 11 sujets 5 appartenaient au sexe masculin, 6 au sexe féminin. Cependant, si l'on considère que sur 102 opérés 41 seulement appartenaient au sexe féminin, on verra que les sujets de ce sexe présentent peut-être une prédisposition hémorrhagique plus prononcée.

Nous avons à opposer aux hémorrhagies, dans le cas qui nous occupe, deux ordres de moyens : 1° des moyens préventifs ; 2° un traitement curatif proprement dit.

Nous rapporterons aux moyens du premier ordre la précaution que doit prendre le chirurgien de s'informer si, dans les antécédents du malade ou dans ceux de ses parents, il ne s'est point révélé une de ces dispositions hémorrhagiques héréditaires qui existent dans certaines familles. On opère souvent sans s'être enquis des conditions actuelles du sang. Dans le cas où l'on aurait quelque motif de soupçonner une disposition semblable, nous conseillerions de recourir, pendant quelques jours, avant l'opération, à l'usage des pilules de ratanhia, et à se munir de tous les moyens propres à combattre efficacement l'hémorrhagie si elle venait à se déclarer.

Avant de recourir à une médication active, il faut pourtant bien s'assurer qu'on a affaire à une hémorrhagie, et ne pas prendre pour telle cet écoulement sanguin plus ou moins abondant qui succède, chez un grand nombre d'individus, à l'ablation des amygdales. A l'égard de ces quantités énormes de sang que les malades paraissent avoir perdu dans des cas de ce genre, je ferai remarquer qu'elles sont généralement beaucoup moindres, en réalité, qu'on ne serait tenté de le croire au premier aspect. La sécrétion glaireuse et salivaire prend, en pareille circonstance, une si prodigieuse activité, elle est surexcitée à un point tel, qu'on imagine difficilement ce que peut être alors la quantité de liquide produite dans un espace de temps peu considérable. D'un autre côté, une quantité de sang, je ne dirai pas minime, mais du moins peu abondante, suffit pour colorer assez fortement un volume notable de ce liquide mucoso-salivaire. Cette circonstance a pour résultat de faire apparaître à l'observateur et aux personnes qui entourent le malade des masses de liquide

.effrayantes, en ce sens qu'elles semblent entièrement compo-
.sées de fluide sanguin. Par suite de cette fausse apparence,
une sorte de terreur s'empare du malade et de son entourage ;
mais elle ne doit pas pénétrer dans l'âme du chirurgien, de
manière à jeter du trouble dans ses moyens d'exécution. La
saine appréciation qu'il fait de la quantité réelle et non de la
quantité apparente de sang, influe beaucoup sur ses déterminations, et leur assure ce calme qu'elles doivent toujours conserver.

Une autre remarque, qui me paraît d'une utilité réelle pour
la pratique, c'est que, quand l'ablation de chaque amygdale
a été complète, les vaisseaux d'où s'échappe le sang sont profondément placés et peuvent se dérober entièrement aux yeux
du chirurgien. Une question se présente donc tout d'abord à
résoudre, celle de savoir de laquelle des deux plaies, droite ou
gauche, provient l'écoulement du sang ; cela offre quelque
difficulté, attendu que le pilier antérieur du voile du palais
masque complétement, sur chaque partie latérale, la profondeur de l'excavation résultant de l'ablation complète de l'amygdale. Le moyen auquel j'ai eu recours pour lever cette difficulté consiste dans l'emploi d'un crochet mousse, à l'aide duquel on rejette sur la partie latérale le pilier antérieur du
voile du palais, assez fortement pour mettre à découvert le
fond de la fosse amygdalienne et pour reconnaître le point
précis de la sortie du sang (*Arch. gén. de méd.*, numéro de
juin 1851).

Les autres moyens que nous avons pour combattre l'hémorrhagie sont le collier de glace et le bouton de glace. Ce que
nous appelons le collier de glace consiste en un sac de baudruche semblable à celui dont nous faisons usage dans le traitement des maladies des yeux, et que l'on remplit de glace
concassée. Après avoir fermé ce sac, on attache à chacune de
ses extrémités un cordon qui sert à maintenir appliquée autour du cou l'espèce de cravate dont nous venons de parler.

Un autre mode d'application de la glace dont j'ai fait usage
pour la première fois en 1847, mais qui consiste à prendre

au bout d'une pince de Museux un fragment de glace d'un
certain volume pour le porter sur le point d'où naît l'hémorrhagie, nous a rendu dans plusieurs cas des services signalés.
L'observation suivante en donnera une idée :

OBSERVATION. — Le 1ᵉʳ mai 1849, je fus appelé dès le matin chez le général
Boquet, pour une hémorrhagie survenue à son fils, jeune homme de vingt et un ans,
au cinquième jour de l'ablation des amygdales. L'hémorrhagie avait commencé
à trois heures de la nuit, et malgré l'emploi des gargarismes astringents et de
divers autres moyens, elle continuait avec la même abondance. Lorsque j'ar-
rivai près du jeune malade, le sang coulait en jet continu, et déjà deux grandes
cuvettes avaient été remplies de ce liquide et de mucosités. Le sang était ver-
meil au moment de sa sortie, mais il ne tarda pas à prendre une teinte brune
très prononcée, par suite, probablement, de la réaction des fluides salivaires
sur ce liquide au contact de l'air extérieur. La pince de Museux, armée d'un
fragment de glace du volume d'une petite pomme, fut portée sur le point
hémorrhagique ; il n'y eut pas un effet immédiat, mais au bout de deux ou
trois applications la coloration du liquide commença à perdre de son intensité.
Au bout d'une heure, ce qui s'écoulait de la bouche offrait une transparence
parfaite. L'hémorrhagie était définitivement arrêtée, car elle ne s'est pas repro-
duite.

Il est facile de concevoir les avantages qu'on peut tirer
d'une masse réfrigérante d'un volume assez notable, qui est un
agent de compression en même temps qu'une cause de refroi-
dissement ; qui se moule promptement sur la forme des parties
par l'influence de leur chaleur propre ; ne laisse échapper par
sa fusion qu'un liquide inoffensif et nullement désagréable,
n'oblige pas, par conséquent, le malade à de continuels efforts
d'expuition ; peut être ôtée et remise en place instantanément
sans entraîner d'interruption dans l'action réfrigérante ; est
susceptible d'être maintenue en position par le malade lui-
même, et qui, enfin, met à se fondre un temps assez long,
beaucoup plus long qu'on ne serait porté à le croire au premier
abord.

Il n'est pas inutile de rechercher les sources d'où peut provenir l'hémorrhagie qui succède à l'ablation des amygdales.
Ces sources sont de natures diverses.

Un mot seulement sur les hémorrhagies qu'on a observées
dans certains cas comme conséquence de la blessure de la

carotide. On conçoit difficilement qu'un pareil accident puisse avoir lieu sans causer la mort sur-le-champ. Si l'on avait affaire à une lésion aussi redoutable et que les circonstances permissent de tenter quelque chose, ce qu'il y aurait à faire, ce serait avant tout la compression de la carotide primitive, au-dessus du tubercule carotidien, puis la ligature de cette artère pendant que, pour lutter contre l'hémorrhagie en retour, on porterait dans le pharynx un tampon de charpie fortement imprégné de perchlorure de fer.

Je ne crois pas qu'il y ait eu un seul cas de blessure de la carotide coïncidemment avec l'emploi de l'instrument de Fahnestock. Les quatre exemples d'ouverture de cette artère, rapportés par M. Velpeau, appartiennent à des cas dans lesquels l'ablation des amygdales hypertrophiées avait été faite avec le bistouri.

Comme il y avait quelque importance à savoir dans quelle limite pouvaient être mis en jeu les instruments que l'on emploie pour l'ablation, j'ai dû faire à cet égard des expériences sur le cadavre. En voici le résultat :

Un instrument de Fahnestock étant mis en place sur un cadavre dont les amygdales n'étant pas hypertrophiées, mais pouvaient cependant être saisies au moyen de la fourche, j'ai donné à cette dernière toute l'amplitude d'écartement qu'elle peut comporter d'après la construction ordinaire de l'instrument, et j'ai vu que l'on pouvait conduire les tractions jusqu'à amener dans l'intérieur de l'anneau, non seulement l'amygdale tout entière, mais encore la paroi latérale du pharynx ; mais j'ai également vu que quand, dans ces conditions-là même, on faisait marcher l'anneau sécateur, les tissus extérieurs au pharynx, et par conséquent les vaisseaux étaient refoulés au dehors et échappaient positivement à l'action de l'instrument. C'est donc déjà un très grand élément de sécurité en faveur de l'instrument de Fahnestock, puisqu'il met encore à l'abri du danger, même quand on fait de cet instrument un emploi abusif.

Il est une autre cause d'hémorrhagie, c'est celle qui tient à

la déchirure et à l'arrachement d'une portion plus ou moins
considérable de la muqueuse du pharynx ; cette déchirure a
lieu dans le cas où l'on emploie un instrument de Fahnestock
dont le tranchant est en mauvais état ; car si nous avons dit
que la section par pression nous paraît une chose avantageuse,
nous n'admettons pas pour cela qu'il faille joindre à cette première condition celle d'un instrument qui ne coupe pas. Eh
bien ! quand cette dernière circonstance se rencontre, nous
croyons qu'on s'expose à produire une déchirure plus ou
moins étendue de la muqueuse du pharynx, laquelle peut devenir une cause d'hémorrhagie en déterminant l'ouverture de
vaisseaux sous-muqueux.

Chez un malade qui avait arraché l'instrument avant la section complète de l'amygdale, il y eut hémorrhagie par déchirure de la muqueuse pharyngienne.

Avoir fait connaître ces sources d'hémorrhagie, c'est avoir
indiqué les moyens de les éviter.

Chez le malade qui fait l'objet de l'observation suivante, on
verra que l'opération a été suivie d'une hémorrhagie abondante qui a cédé aux applications d'alun et de glace.

OBSERVATION. — *Ablation d'amygdales.* — *Hémorrhagie consécutive.* —
Huilder (Marie), vingt-deux ans, salle Sainte-Cécile, 28, femme bien constituée, poitrine large ; elle a eu une amygdalite pour la première fois il y
a deux ans ; elle entre à l'hôpital avec une angine tonsillaire qui datait
déjà de quinze jours ; pas de traitement avant son entrée à l'hôpital ; ce jour-
là on lui a donné un vomitif, cataplasmes autour du cou, boissons délayan-
tes, diète. L'état aigu a cessé vers le premier mai, les amygdales sont volumineuses, proéminentes sur les parties latérales de l'isthme du gosier et dis-
tantes l'une de l'autre de 1 centimètre environ.

12 mai. Ablation simultanée des amygdales : à la suite de l'opération, il est
survenu une hémorrhagie abondante, on a arrêté l'hémorrhagie par des applications locales d'alun et de glace, gargarismes avec l'eau de Rabel ; en une
demi-heure l'hémorrhagie fut arrêtée ; la malade était tombée dans la prostration, elle ne se remuait qu'avec beaucoup de peine sur son lit ; intelligence
diminuée, tintement d'oreilles, syncopes, pâleur au visage, frisson.

Le lendemain la malade est beaucoup mieux, les forces sont en grande partie revenues, pâleur, pas de bruit de souffle ni au cœur, ni dans les carotides.
Les topiques ont déterminé une inflammation vive ; le voile du palais est
rouge, tuméfié.

17 mai. La cicatrisation est presque complète, et l'on peut considérer la malade comme guérie.

Revenons aux organes qui peuvent être blessés dans l'opération.

Les piliers du voile du palais, la luette, la langue, tels sont les organes qui peuvent être blessés involontairement dans cette opération.

J'ai remarqué qu'après les ablations d'amygdales, le pilier postérieur du voile du palais est quelquefois dépouillé de sa muqueuse.

Quand les piliers sont intéressés, l'antérieur l'est par coupure directe, le pilier postérieur par dépouillement. Le pilier antérieur surtout, à sa partie supérieure, est assez souvent blessé quand on opère avec le bistouri. Cette blessure doit être évitée, elle augmente les chances d'hémorrhagie; mais en général elle se cicatrise très bien et ne laisse aucune suite fâcheuse.

La luette est souvent assez longue et flottante pour s'engager dans la partie supérieure de l'anneau, et puisqu'on ne se propose pas de l'opérer, on doit éviter de la comprendre dans l'anneau; on le doit encore, parce qu'au moment de la section elle peut attirer avec elle une portion du voile qu'on ne voudrait pas diviser. Je n'ai jamais été à même de constater ce dernier fait. Du reste, la section de la luette, quand cet appendice est trop long, n'aurait rien de bien fâcheux.

Quant à la blessure de la langue, il n'en saurait être ainsi, et on doit l'éviter avec le plus grand soin. On peut blesser la langue de deux manières et dans deux temps distincts de l'opération. Quelquefois on la pique avec un ou plusieurs des dards de la fourche; c'est ce qui arrive quand on écarte prématurément la fourche de l'anneau. Quelquefois, quand la langue est très mobile et très molle, elle peut s'engager elle-même dans l'anneau, et l'on peut lui faire subir une perte de substance plus ou moins considérable. Cette blessure pourrait avoir des suites fâcheuses et donner lieu à une hémorrhagie en nappe; cela a lieu surtout quand, au lieu d'introduire l'instrument à plat pour le redresser dans le fond de la gorge, on le présente de prime abord dans une direction verticale.

Blessure de la trompe d'Eustachi. — Nous ne connaissons pas d'exemple de cette lésion, qui, à la rigueur, est possible ; mais par le bistouri seulement, car nous ne comprenons pas comment l'amygdalotome pourrait blesser cet organe.

Rupture de l'anneau sécateur. — J'ai eu deux fois l'occasion d'observer la rupture de l'anneau sécateur pendant l'amygdalotomie ; c'est chez deux malades de l'hôpital Saint-Antoine. Dans un des cas, je n'ai pu retrouver le fragment ; mais je n'ai eu aucune preuve que le malade l'eût avalé. Dans l'autre cas, le fragment fut retrouvé le lendemain dans l'alèze qui avait servi pendant l'opération. Dans les deux cas, la rupture avait eu lieu aux dépens de l'hémisphère qui opère la section ; car, faisons-le remarquer, c'est une naïveté dans la construction que d'avoir donné du tranchant à l'autre hémisphère, qui, dans aucun cas, ne peut concourir à la section de l'amygdale. On affaiblit par là sans utilité la solidité de l'anneau.

Quelles sont les causes de cette rupture? Ce sont : 1º la dureté extraordinaire du tissu amygdalien ; 2º le trop peu d'épaisseur de l'anneau sécateur ; 3º l'engagement des pointes de la fourchette dans la coulisse des anneaux. C'est encore une autre naïveté instrumentale que de faire arriver la pointe de la fourchette aussi loin. Elle peut s'arrêter sans aucun inconvénient à 2 ou 3 millimètres du contact avec la concavité de l'anneau.

Dans l'observation suivante, on trouvera un exemple de cette rupture de l'anneau sécateur :

OBSERVATION. — *Amygdalotomie.* — Opérée le 18 décembre 1852, Julie Labsence, seize ans et demi, ouvrière, faubourg Saint-Antoine, 186.

Cette jeune fille se présente à la consultation avec une amygdalite assez intense, datant de huit jours. L'examen de la gorge fait voir deux amygdales très volumineuses, la droite surtout. Cette jeune fille, quoique assez forte, ne jouit pas d'une bonne santé ; le teint est pâle, le faciès exprime l'hébétement, elle est bien réglée. Les maux de gorge sont chez elle assez fréquents et coïncident presque toujours avec l'apparition des règles. Alors la malade souffre dans les oreilles, surtout dans la droite où elle ressent comme un bourdonnement. Je ferai remarquer que cette oreille est celle du côté de l'amygdale la plus volumineuse. Comme toutes les personnes qui ont de fortes amygdales, cette fille ronfle la nuit, et est facilement suffoquée, même par une très petite cause, et elle éprouve de la difficulté dans la déglutition.

M. Chassaignac fait l'ablation simultanée par la méthode ordinaire. Dans l'opération (amygdale gauche), la branche tranchante de l'amygdalotome a été brisée avec éclat dans une longueur de 1 centimètre et demi environ. Nous n'avons jamais pu, malgré nos recherches, retrouver le morceau fracturé. En supposant que la malade l'ait avalé, elle n'en a éprouvé aucune suite fâcheuse. L'hémorrhagie a été très peu considérable.

Le 19 décembre, la malade entre à l'hôpital. Il est survenu, probablement à cause du froid et du manque de soins, une légère inflammation de la gorge. Gargarisme. — Point de souffrances occasionnées par le morceau d'instrument avalé.

Quelquefois, en montant l'instrument et en plaçant la vis qui réunit les trois pièces, on chevauche d'un pas de vis sur l'autre, et les anneaux ne se correspondent pas exactement. Alors l'instrument fonctionne mal ; un pli de la muqueuse peut être pincé et la section ne pas s'accomplir nettement. Les choses se passent comme avant que j'eusse fait modifier l'instrument pour dégager les anneaux.

Déchirure de la muqueuse. — Nous en avons déjà parlé à l'occasion des hémorrhagies, ainsi qu'à l'occasion de la blessure des piliers, et elle reconnaît pour cause ou une défectuosité de l'instrument, soit par émoussement du tranchant, soit par défaut de dégagement des anneaux, ou une précipitation trop grande de l'opérateur à retirer l'instrument avant que la section soit complète.

État couenneux des plaies qui succèdent à l'ablation des amygdales. — Quand on examine ces plaies, on est frappé, quelquefois même effrayé, dans les débuts de la pratique, de l'aspect qu'elles présentent. C'est un état grisâtre et sanieux, une véritable couenne très fortement adhérente à la surface de la section et rappelant à s'y méprendre les caractères de l'angine couenneuse. Quoique nous n'ayons jamais observé l'angine couenneuse comme conséquence de l'ablation des amygdales, nous pensons que, moins les plaies qui succèdent à cette ablation ont d'étendue, plus il y a de sécurité à l'égard des suites

et de rapidité dans la marche de la guérison définitive. Sous
ce rapport, nous avons déjà dit que nous préférions l'énucléation à la résection. Le traitement que nous employons contre
cet état couenneux de la plaie, qui persiste quelquefois pendant une quinzaine de jours, consiste dans l'attouchement de
celle-ci avec notre solution de nitrate d'argent à 5 grammes
pour 30 grammes d'eau distillée.

Effets de l'opération.

Les changements que présente l'état du malade après l'opération sont presque toujours remarquables par la rapidité
avec laquelle ils se produisent et par la manière frappante
dont s'améliore l'état de l'opéré.

Ainsi, chez un grand nombre de sujets, le ronflement nocturne habituel cesse dès le jour même de l'opération, ainsi
que les troubles du sommeil. Les cas dans lesquels ce phénomène a été le plus marqué sont les observations 24, 27 et 35.

Le timbre de la voix change quelquefois dans l'instant
même qui suit l'ablation des amygdales. (Obs, 35, 38, 48.)

Malgré la sensibilité que développe l'opération pendant les
quelques heures qui la suivent, le soulagement est habituellement si marqué, eu égard à l'état dans lequel se trouvait le
malade, que nous avons vu des sujets (obs. 21, 23, 27, 29, 53,
54, 59, 64, 67, 74, 91) chez lesquels la déglutition s'opérait
avec facilité dès le jour même.

C'est principalement en ce qui concerne la dyspnée que
l'opération produit ses résultats les plus heureux. (*Voy*. obs.
21, 27, 41, 48, 54, 59.)

La netteté des perceptions de l'ouïe reparaît presque instantanément. (Obs. 27, 59.)

La disparition de la céphalalgie n'est pas moins remarquable. (Obs. 24, 59.)

A partir de l'époque de l'opération, et au bout de quelques
mois, on reconnaît que le développement de la poitrine a re-
pris une marche progressive, et que l'équilibre des seins se
rétablit quand l'un d'eux paraissait frappé avant l'opération
d'un arrêt de développement. (Obs. 11, 35.)

La cessation des douleurs, surtout dans les cas où l'on opère des sujets qui ont coïncidemment à l'hypertrophie des amygdales un état inflammatoire aigu, est quelque chose de très remarquable. (Obs. 20, 22, 23, 24, 26, 31, 45, 50, 55, 56, 64, 67, 74.)

Il y a de même disparition des engorgements ganglionnaires. (Obs. 102.)

Certaines ophthalmies rebelles se sont notablement modifiées à partir de l'opération, et ont fini par guérir. (Obs. 92.)

De même, nous avons vu se cicatriser une fistule résultant d'un abcès en contrebas, grâce à la section amygdalienne, qui avait largement ouvert le foyer. (Obs. 96.)

Conclusions des leçons sur l'amygdalotomie.

Conclusions relatives à l'anatomie chirurgicale.

1° L'amygdale présente des variétés individuelles quant à la hauteur à laquelle elle est placée dans la fosse amygdalienne. Très élevée chez quelques sujets, elle est très déclive chez d'autres. Ces différences de déclivité expliquent comment une même amygdale se présente par instants à l'observateur d'une manière très évidente, et disparaît, en quelque sorte, à un autre moment, et pourquoi il faut, quand on veut en contourner l'extrémité inférieure, porter le doigt profondément contre la paroi latérale du pharynx.

2° Les amygdales peuvent se présenter à l'état sessile, à l'état pédiculé, à l'état d'amygdales tombantes. Dans ce dernier cas, gêne plus grande, état latent, difficulté d'emboîtement dans les anneaux.

3° L'amygdale se présente quelquefois aussi sous une forme membraneuse, qui constitue ce que nous avons appelé *forme en grappe*.

4° Les amygdales possèdent une demi-capsule fibreuse très forte qui enveloppe leur face profonde, et qui, jusqu'ici, avait échappé aux anatomistes.

5° L'amygdale est susceptible d'exécuter, sous l'influence des contractions du pharynx, un mouvement rotatoire en vertu duquel elle se présente à l'observateur sous deux aspects très différents , tantôt de face et tantôt de profil.

Conclusions relatives à l'anatomie pathologique.

1° L'amygdale peut subir, de la part des piliers du voile du palais, le phénomène de l'étranglement par une compression exercée, 1° sur son collet, 2° sur toute son épaisseur. Cet étranglement est une des causes de la persistance de l'hypertrophie quand elle s'exerce sur le collet.

2° Les piliers du voile du palais agissent sur l'amygdale de deux manières différentes : tantôt ils la retiennent et l'enferment, en quelque sorte, dans la fosse amygdalienne, tantôt ils aident à l'en expulser.

3° Quand les amygdales tuméfiées se touchent sur la ligne médiane, ce n'est jamais en arrière qu'elles refoulent la luette, elles la portent toujours en avant.

4° Le poids des amygdales hypertrophiées varie de 3 grammes 20 centigrammes à 8 grammes 50 centigrammes.

5° Le tissu de l'amygdale hypertrophiée est, beaucoup plus souvent qu'on ne l'a cru jusqu'ici, le siége de foyers sanguins apoplectiformes.

Conclusions relatives aux effets locaux et généraux de l'hypertrophie
amygdalienne.

1° L'observation apprend qu'il y a, pour chaque organisme donné, une prise d'air d'une proportion voulue. Tout ce qui diminue cette prise d'air s'oppose au libre exercice de la respiration, et, par suite, au bien-être de l'économie tout entière.

2° Chez les sujets atteints d'hypertrophie d'amygdales , les fosses nasales présentent une diminution relative de leur capacité.

3° Chez la plupart des sujets atteints d'hypertrophie d'amygdales , la voix présente des altérations marquées dans son timbre et dans sa force.

4° La déformation du thorax par hypertrophie des amyg

dales doit être distinguée avec soin de celle qui dépend du rachitisme. Cette dernière se distingue, 1° par la coexistence d'autres déformations osseuses ; 2° par la présence de chapelets longitudinaux sur la ligne des articulations chondro-sternales ; 3° par l'existence de ceux des caractères du rachitisme qui sont étrangers au système osseux.

5° Chez presque tous les sujets atteints d'hypertrophie d'amygdales, le sommeil éprouve des troubles variés qui se caractérisent par le ronflement, les menaces de suffocation, une agitation extrême, le balancement de la tête, etc.

6° L'influence que l'hypertrophie des amygdales exerce sur l'appareil digestif se traduit par l'altération de la faculté gustative due à l'affaiblissement de l'odorat, à la sécheresse de la langue, à l'empâtement de la bouche, par la dysphagie et l'endolorissement de l'arrière-gorge, par une hypersécrétion glaireuse et quelquefois purulente ou caséeuse, dont les produits arrivent à l'estomac, surtout pendant le sommeil, et déterminent un état dyspeptique.

7° L'hypertrophie des amygdales est, chez certains sujets, une cause qui provoque ou entretient les ophthalmies.

8° L'accroissement de volume de l'amygdale, soit par inflammation, soit par hypertrophie, agit sur l'organe auditif, et détermine une surdité plus ou moins complète.

9° L'oblitération mécanique de la trompe d'Eustachi par l'amygdale doit être rejetée. Il n'en est pas de même de son obstruction inflammatoire ou catarrhale.

10° L'hypertrophie des amygdales entrave la perception physiologique des odeurs et des saveurs.

11° L'hypertrophie des amygdales paraît exercer une influence réelle sur les fonctions de l'encéphale.

12° L'influence que l'hypertrophie des amygdales exerce sur l'appareil générateur se résume par les circonstances suivantes : puberté languissante, apparition tardive et insuffisance des règles, développement incomplet des glandes mammaires, sommeil prolongé du sens génital.

13° Chez les individus atteints d'hypertrophie amygdalienne, on observe, comme conséquence de cette affection, dans l'ordre pathologique : 1° des amygdalites fréquentes ; 2° des abcès de l'amygdale qui peuvent atteindre divers points de la région cervicale ; 3° une variété particulière d'adénite ; 4° la possibilité de cicatrices du cou consécutives aux abcès qui résultent de ces adénites ; 5° l'aggravation, surtout chez les enfants, des maladies des voies aériennes en général, et en particulier, du croup et de l'angine couenneuse.

Conclusions relatives au traitement.

1° On a exagéré le nombre des cas de guérison spontanée d'hypertrophie des amygdales à la puberté.

2° Dans le cas de l'existence simultanée d'un polype des fosses nasales et d'une hypertrophie d'amygdales, l'extraction du polype doit précéder l'extraction des amygdales.

3° L'observation prouve que l'absence des amygdales chez les sujets qui ont été soumis à l'ablation complète de ces glandes n'entraîne aucun inconvénient fonctionnel appréciable.

4° L'opération de l'amygdalotomie peut donner lieu à trois résultats différents : l'ébarbement, la résection et l'énucléation.

5° L'énucléation a pour avantage : 1° de donner une solution définitive et absolue ; 2° de débarrasser le malade de tous les inconvénients au nom desquels l'opération avait été réclamée ; 3° de donner lieu à une plaie beaucoup plus petite que celle de la résection, et beaucoup moins sujette aux exsudations couenneuses ; 4° d'exposer moins aux hémorrhagies.

6° L'emploi du chloroforme pendant l'extirpation des amygdales peut avoir lieu sans danger, moyennant certaines précautions, et pourvu qu'on ait recours au procédé de l'ablation simultanée.

7° La meilleure attitude pour l'ablation des amygdales est celle dans laquelle le sujet est agenouillé, s'asseyant sur les talons.

8° L'observation prouve que, même chez de très jeunes sujets, le fond de la gorge offre une capacité suffisante pour

contenir en même temps deux amygdalotomes et un dilatateur annulaire.

9° On peut dire d'une manière générale que l'amygdalotome est préférable au bistouri dans l'ablation des amygdales.

Les avantages de l'amygdalotome sont : 1° de faciliter l'extirpation complète; 2° de faire éviter plus sûrement la lésion
du voile et des piliers; 3° de ne causer qu'une douleur instantanée; 4° de mettre mieux à l'abri de la lésion des vaisseaux
extérieurs au pharynx; 5° de laisser voir plus facilement le
fond de la gorge quand on procède par ablation simultanée ;
6° d'affranchir des obstacles que peut apporter l'écoulement
du sang; 7° toutes choses égales d'ailleurs, de rendre l'opération beaucoup plus rapide; 8° de triompher beaucoup plus
facilement de la résistance du malade.

10° Un point très important dans l'usage de l'amygdalotome, c'est de commencer à engager dans l'anneau l'extrémité
inférieure ou lobulaire de l'amygdale.

Comme nous avons eu en vue dans ce travail l'hypertrophie
et non l'amygdalite, nous n'avons pas parlé de quelques faits
qui démontrent péremptoirement les dangers imminents auxent-
quels expose l'hypertrophie ou l'inflammation chronique des
amygdales quand ces affections viennent tout à coup à se combiner avec une inflammation suraiguë.

La suffocation peut devenir tellement imminente, que des
praticiens d'une assez grande autorité ont cru devoir recourir
dans des cas de ce genre à la trachéotomie ou à des manœuvres chirurgicales d'une exécution encore plus difficile. C'est
ainsi que Shaw et Flajani ont ouvert la trachée pour prévenir
l'asphyxie déterminée par un développement inflammatoire
des amygdales. Pelletan a eu aussi recours à cette opération
(*Clinique chirurg.*, t. I, p. 23) pour une jeune fille affectée
d'une amygdalite suraiguë. Mais la trachée ne fut ouverte que
très tard, alors que l'enfant était déjà dans un état comateux
et que le pouls était d'une faiblesse extrême. La bronchotomie
procura un soulagement momentané, mais la mort survint six
ou huit heures après. Dans un cas de cette espèce, Desault

introduisit par les fosses nasales une sonde dans la trachée et gagna ainsi assez de temps pour guérir l'angine.

Il est donc bien démontré par ces faits que les accidents de la tuméfaction amygdalienne peuvent atteindre des proportions vraiment effrayantes; mais ce qui n'est nullement démontré pour nous, c'est qu'il soit nécessaire de recourir en pareil cas à la trachéotomie. Depuis que dans les angines les plus aiguës, accompagnées de resserrement des mâchoires, nous avons pratiqué avec un succes constant l'amygdalotomie, nous n'admettons pas l'existence d'un empêchement capable de s'opposer à l'enlèvement des amygdales les plus volumineuses, soit qu'elles doivent leur excès de volume à l'hypertrophie, soit qu'elles le doivent à l'inflammation. Nous pouvons affirmer que les resserrements de la bouche les plus tenaces au premier aspect cèdent toujours en pareil cas à l'emploi de notrè dilatateur ou à l'action beaucoup plus puissante de la vis conique décrite dans notre travail sur les caries alvéolaires latentes (*Bull. gén. de thér.*, 15 septembre et 15 octobre 1851). C'est donc, à notre avis, une indication de trachéotomie qu'il faudra rayer désormais, puisque l'obstacle dû au défaut d'écartement des mâchoires n'existe plus pour le praticien.

Le *Medical circular* du mois de juillet renferme une lettre très importante d'un savant praticien de Londres, le docteur Yearsley, sur l'hypertrophie des amygdales. (*The medical circular and medical general advertiser*, july 5, 1854.)